LEERS

Sammlung seltener Symptome

Sammlung seltener Symptome

zur homöopathischen Praxis
(Was nicht im KENT steht)

Von Dr. med. Hans LEERS

3. erweiterte Auflage

HAUG

Karl F. Haug Verlag GmbH · Heidelberg

Leers, Hans:
Sammlung seltener Symptome zur homöopathischen Praxis : (was nicht im KENT steht) / von Hans Leers. – 3., erw. Aufl. – Heidelberg: Haug, 1983.
ISBN 3-7760-0720-6

2. Auflage 1977
3. Auflage 1983

Verlags-Nr. 8359 · ISBN 3-7760-0720-6

Gesamtherstellung: Pilger-Druckerei GmbH, 6720 Speyer am Rhein

Inhalt

ZUM GELEIT

Die homöopathische Mitteldifferentialdiagnostik ist eine schwierige Kunst. Um in der täglichen Praxis eine gute Homöopathie ausüben zu können und befriedigende Therapieerfolge zu erzielen, muß man ständig die einschlägigen Arzneimittellehren studieren und das Repertorium in seinem Aufbau und seiner Anordnung genau kennen. Nur so kann man sich in kurzer Zeit orientieren, wo ein bestimmtes Symptom zu finden ist.

Das umfangreichste und zugleich das beste Repertorium ist das von James Tylor KENT. Aber trotz seines Umfanges enthält auch es nicht alles, was irgendwo beobachtet und verzeichnet wurde. Besonders bei den seltenen Symptomen, die man an einer nicht mehr bekannten Stelle gelesen hat, läßt es hin und wieder im Stich.

Dr. Hans LEERS hat in über 10jähriger Arbeit die seltenen Symptome, die nicht oder nur unvollständig in Kent's Repertorium enthalten sind, gesammelt und zusammengestellt. Er hat damit der Homöopathie einen guten Dienst erwiesen und die oft so schwierige homöopathische Mittelwahl wesentlich erleichtert.

Möge das Buch eine gute Aufnahme finden und bald in der Bibliothek jedes homöopathischen Arztes neben dem „Kent" stehen.

533 Königswinter 41, im Januar 1972

Dr. med. Joachim ZINKE

VORWORT ZUR 3. AUFLAGE

Es bleibt nicht aus, daß sich bald herausstellt, wie unvollständig eine solche Symptomensammlung ist und naturgemäß wohl auch bleiben muß. Immer wieder neue Angaben kommen im Lauf der Zeit hinzu. Damit ist auf die Dauer auch weiterhin zu rechnen. Zu groß ist das angesammelte homöopathische Erfahrungsgut einschließlich der Prüfungsergebnisse, um vollständig überblickt werden zu können. Es stammt oft aus mehreren Quellen zugleich, die daher nicht immer alle angegeben werden konnten. Es braucht nicht betont zu werden, daß nur zuverlässige Daten verwertet wurden. Man darf aber nicht vergessen, daß jedes Repertorium nur ein Hilfsmittel ist und jedes „Symptom" dem, der von ihm Gebrauch machen will, keine Indikation bedeutet, sondern immer nur ein Hinweis auf die Mittelwahl sein kann im Rahmen des Gesamtbildes. Erst die Gesamtheit der Symptome entscheidet bekanntlich. In diesem Sinn könnte die 3. Auflage eine Bereicherung sein. Möge auch sie dazu beitragen, die wunderbare homöopathische Heilweise zu erleichtern.

Nicht zu vergessen, mit wieviel Mühe, Umsicht und Sachverständnis der Karl F. Haug Verlag die Nachträge immer an passender Stelle eingearbeitet hat!

6640 Merzig-Mondorf, im August 1983 — Dr. med. Hans LEERS

ZUR EINFÜHRUNG

Wo habe ich das doch schon gelesen? ! So fragt sich vielleicht mancher, dem in der Praxis ein auffallendes Symptom begegnet. Man kann nicht die ganze Arzneimittellehre im Kopf haben. Dazu sind die Repertorien da. Das beste ist bekanntlich das von K E N T. Aber Repertorien müssen klassifizieren, damit man sich zurechtfinden kann. Dabei gehen Feinheiten verloren.

Aber gerade die Feinheiten sind meist „wahlanzeigend" (VOEGELI). KENT hat in seiner Arzneimittellehre ganz besonders, mehr als andere, auf ungewöhnliche, eigenartige, widerspruchsvolle, auffallende und seltene Symptome geachtet. Aber wo liegen die Goldkörner? Wie soll man aus dem umfangreichen Schrifttum alles schnell herausfinden? So begann ich schon vor vielen Jahren, für den Hausgebrauch zu sammeln, um mir greifbar zu machen, was die Großen geschaffen hatten.

Zwar enthält das Repertorium von KENT fast alles. Und immer wieder entdeckt man ungeahnte Schätze. Aber KENT selbst, vor dessen Leistung wir staunen müssen, sagt, daß er aus der Fülle des Materials eine Auswahl treffen mußte. So ist auch aus seiner eigenen Arzneimittellehre (die zudem nicht vollständig ist; es handelte sich um Vorlesungen) nicht alles in seinem Repertorium enthalten. Aber warum sollen wir es nicht mit verwerten? Der größte Teil der vorliegenden Sammlung, ca 17 %, stammt aus der Arzneimittellehre von KENT selbst. Dazu kommt, was andere neben und nach ihm erarbeitet oder bestätigt haben.

Die Sammlung beschränkt sich auf Symptome, die ich nicht oder nicht vollständig im Repertorium von KENT gefunden habe. Es sind Symptome mit nur wenigen Mitteln. Ich war bemüht, sie möglichst in ihrem natürlichen Zusammenhang zu sehen und sie doch kurz genug zu formulieren um sie gut auffindbar einordnen zu können. Ausnahmsweise wurden auch Symptome aus dem Repertorium hinzugenommen, wenn noch weitere Mittel, die nicht bei KENT stehen, dazukamen. Zwischen Prüfungs- und klinischen Symptomen wurde nicht unterschieden. Gesamtbild und Erfahrung sollen über ihre Brauchbarkeit entscheiden.

Auch auf die Hervorhebung von Wertstufen wurde verzichtet. In den Quellen fehlen sie oder widersprechen sich. Außerdem sind kleine Mittel höher zu bewerten.

Die Wortstellung stellt das Wesentliche als Stichwort voran, meist den Körperteil und das Auffallendste. Bei 2 Stichworten habe ich Wiederholungen nicht gescheut. Begleitsymptome stehen voran wie bei KENT; nur „Kind" und „Epilepsie" wurden zusammengefaßt.

Die Abkürzungen der Mittel, wo nötig, lehnen sich an KENT an; die dort nicht vorkommenden sind einer kleinen Übersicht zu entnehmen.

Die Sammlung hat mir seit Jahren in der Praxis wertvolle Dienste geleistet als Ergänzung zum „Kent" und zu der auf KENT fußenden Lochkartei, die ich bald herauszubringen hoffe (jede Karte enthält eine Rubrik, die so durch Übereinanderlegen leicht und schnell verglichen werden können.

Wir wollen aber nie vergessen, daß Repertorien nur Hilfsmittel bleiben können. So sind auch hier die Symptome nur als Hinweise zu verstehen. Über allem steht das Ähnlichkeitsgesetz, die genaue Abwägung aller Momente, das naturgetreue Portrait oder auch nur der „Fingerabdruck". Worauf es ankommt, ist unter anderem klar und ausführlich gesagt von HAHNEMANN selbst, auch von VOEGELI, in den hervorragenden Ausführungen von VOISIN und in der Einführung von ZINKE.

Dieser Versuch kann nur ein Anfang sein. Für Hinweise und Ergänzungen bin ich jederzeit dankbar.

Der Verfasser

ZEICHENERKLÄRUNG

Die hinter den zu den Symptomen angegebenen Mitteln in Klammern gesetzten Abkürzungen verweisen jeweils auf das am Ende stehende Quellenverzeichnis

Das Zeichen: x bedeutet: „wechselt ab mit–"

DIE WICHTIGSTEN STICHWORTE

SYNONYMA DER STICHWORTE

Es steht für	das Stichwort
Alkoholiker	Trinker
Andrang	Blutandrang
Angina	Halsentzündung
Anus	After
Apathie	Gleichgültigkeit
Augenlid	Lid
Augenzittern	Nystagmus
Ausschlag	Hautausschlag (wenn voransteht)
Bauch oben	Oberbauch
Bauch unten	Unterleib
Blähungen, abgehende	Winde
Blähungen, versetzte	Blähungen
Chorea minor	Veitstanz
dauernd	andauernd
Ejakulation	Samenfluß
Enuresis	Bettnässen
Erwachen	Aufwachen
Euphorie	Heiterkeit
Fallsucht	Epilepsie
Fluor	Weißfluß
Fußsohle	Sohle
Gebärmutterschmerz	Unterleibsschmerz Gebärmutter
Geistesstörung	Psychose
geschlechtlich	sexuell
Geschlechtsteile	Genitalien
Gesichte	Visionen
Glied, männl.	Penis
Harnblase	Blase
Hautjucken	Jucken
Hitzewallung	Wallung
Interesselosigkeit	Gleichgültigkeit
Katarakt	Star, grauer
Klopfen	Pulsieren
Kongestion	Blutandrang
Konjunktivitis	Bindehautentzündung
Konvulsionen	Krämpfe
Konzentrationserschwerung	Denken erschwert
Kreuzbein-Darmbeingelenk	Iliosakralgelenk
Labien	Schamlippen
Lippe	Oberlippe, Unterlippe
Mandelentzündung	Halsentzündung
Menses	Regel
Metrorrhagie	Gebärmutterblutung
Migräne	Kopfschmerz (wenn voransteht)

Nervenschmerzen	Neuralgien
Ovar	Eierstock
Parästhesien	Ameisenlaufen, Kribbeln
pathetisch	feierlich
Petit mal	Absencen
Pollution	Samenerguß
Priapismus	Erektion andauernd
Sakroiliakalgelenk	Iliosakralgelenk
Schlucksen	Singultus
Schwermut	Depression
Seelisches	Psychisches
Sinnestäuschungen	Halluzinationen
Skrotum	Hodensack
Spermatorrhoe	Samenergüsse
Symphyse	Schambein
Symphysen	Knochennähte
Taubheitsgefühl	Gefühllosigkeit
Teilnahmslosigkeit	Gleichgültigkeit
Traurigkeit	Depression
Trigeminusneuralgie	Gesichtsschmerz
Ulcus cruris	Krampfadergeschwür
Urin	Harn
Urtikaria	Nesselsucht
Uterus	Gebärmutter
Vagina	Scheide
Varizen	Krampfadern
Vorboten, epileptische	Aura
Vorfall	Prolaps
Wassersucht	Ödeme

SYNONYMA DER MITTEL

Es steht für	die Bezeichnung
Bougmancia	Datura arborea
Calabar	Physostigma
Gutti	Gambogia
Hydrophobinum	Lyssa
Laburnum	Cytisus Laburnum
Luesinum	Syphilinum
Peyotl	Anhalonium

EINIGE ABKÜRZUNGEN VON MITTELN

(soweit sie nicht im Repertorium von Kent enthalten sind – wo es der Raum erlaubte, sind diese Mittel im Text ausgeschrieben)

Ac-sal	Acidum salicylicum
Arist	Aristolochia
Caltha-p	Caltha palustris
Crat	Crataegus
Fraxinus-a	Fraxinus americana
Justicia-a	Justicia adhatoda
Kali-m	Kalium muriaticum
Lol-t	Lolium temulentum
Nat-sal	Natrium salicylicum
Primula-v	Primula veris
Spart-sc	Spartium scoparium
Spir-u	Spiraea ulmaria

Abdecken trotz Kälte	Ac-mur (Q), Camph(K), Carb-v (K), Sec (N), Tab (Q)
Abhängig	Lyc (G)
Absenzen bei Depression	Viscum (V)
bei Unterdruck	Viscum (V)
Absonderung wie fauler Käse	Hep (K)
schwärzlich	Crot-h (M), Elaps (M)
Abszeß kalt	Merc (K)
Achillessehne Geschwür	Lyc (F)
Achseldrüsen links schmerzen	Prun (He)
-höhle Haarausfall	Sel (Q)
-schweiß stinkt, mit Menarche	Tell (L)
Adern brennen abends im Bett	Verat (J)
After empfindlich, Bettuch wird nicht vertragen	Ac-mur (N)
Fetzen häutig	Petr (F)
Fetzen wie Leder	Aloe (K)
Fischgeruch	Med
-fissur, äußerst schmerzhaft	Rat (F)
-fissur naß, schmerzhaft, wund	Paeon (F)
gefühllos	Ac-carb (KR), Acon (KR), Aloe (K), Phos (KR)
juckt, Salben schl	Aloe (K)
juckt und kribbelt wie von Würmern	Ign (F)

juckt nachts, Würmer, Kind	Ferr (L)
wie Kugel drin	Ac-sulf
Schauder nach Stuhl	Kali-c (J)
-schmerz nach Anstrengung geistiger	Caust (KR), Ign (J), Nux-v(KR)
wie Glassplitter	Rat (D)
wie Holzstückchen	Aesc (D), Coll (D)
bis Kreuz	Crocus
stechend blitzschnell zum Mastdarm	Zinc (J)
nach Stuhlgang stundenlang	Rat (F), Sedum (V)
wie mit Schnur hochgezogen	Plb (D)
Akne nach Käseessen	Nux-v (K)
Mädchen Pubertät	Jugl-r (St)
Narben wie von Pocken	Ant-c (Q)
Nodosa	Ant-c C 30
nach Onanie	Caul (Q), Kali-br (R)
rechts	Selen
vor der Regel	Kali-br
zur Regelzeit	Hep (Q), Kali-br (R), Sang (Q)
symmetrisch	Arn
Alkohol Abneigung	Lyc (Q)
bessert	Con (Q), Visc (Q)
erbrochen wird zuerst, dann vertragen	Ars (K), Nux-v (K)
vertragen wird wenig	Carb-v (Q), Con (L), Kali-chl (J), Zinc (N)

Allein	gern mit Nahestehenden	Lyc (K)
	plötzlich, Folgen	Kali-c
Allergie	Erdbeeren	Coff (Q), Fragaria (V), Nat-m (Q)
	Insekten	Apis (Q)
Alopecia	areata	Kali-n (Q), Kali-p (Q), Thall (M)
Amputationsstumpfneuralgien		Am-m (F), Asaf (Q), Cepa (F), Staph (F), Symph (F)
Anerkennung	verlangt	Pall (V)
Anfälle	hysterische, heucheln	Tarant (F)
Anfassen	alles lachend	Bell (J)
Angst	mit Beschäftigungsdrang zur Ablenkung	Ars (K), Jod (K)
	v o r Ereignis	Arg-nitr (M)
	n a c h Ereignis	Gels (M)
	aus Erwartung	Arg-nitr (M), Gels (Q)
	fehlt	Selen
	bei Blutung	Ham, Mill, Sel
	nach Geldverlust	Calc-f
	beim Harnlassen anfangs	Acon (R)
	im Liegen alles gut!	Mang (K)
	wenn stillzuhalten versucht	Jod (K)
	nach Unfall oder Erschütterung	Arn (K), Op (K)
	nach Unfall, nur geträumtem	Arn (K)
Anstrengung	geistige, im Stehen schl	Phos (J)

	kurze	Rhus-t (L)
	lange	Ars (L)
Antwort	im Schlaf	Med (He)
	wartet nicht ab	Ambra (K)
Arbeit	wechselt ständig	Borax (K)
Ärger	über sich selbst, Folgen	Bry (K)
Arme	brennen im Schlaf, träumt brennende Blasen	Cast (J)
	Krämpfe Strecker	Cic (Q), Cina (Q), Merc (KR), Sec (M), Strychn (Q)
	lahm nach Ärger	Nat-m (F)
	lahm, auf dem man lag	Ac-nitr (L)
	leistungsfähig weniger als Beine	Lach (Vg)
	linker, wie an Körper gebunden bei Herzschmerzen	Cimic (M)
	sehr schmerzhaft bei Herzschmerzen	Lat-m (Y)
	rechter, gefühllos bei Herzbeschwerden	Lil-t (Q), Phyt (F)
	schwer, Ziehen wie von Faden	Plat (He)
	überstreckbar	Calc-f (Vg)
	zucken nacheinander, eckig	Hyos (F)
Arrhythmie	respiratorische	Conv(Q), Gels (Q), Spart-sc (Q)
Arznei	„nutzlos"	Ars (Q)
Asthma	mit Einatmung, tiefer,	Brom (Q), Lobel (V)
	Kopf auf Knien	Kali-c (L)
	an Seeküste	Brom (F)
	auf See besser	Brom (F)

	in Raum, vollem	Arg-nitr (Q)
	nach Schreck	Lyc (Q)
	Stimme schlägt um	Stram (Q)
Atem	wie heiß	Abrot (M)
	wie heiß beim Husten	Ant-c (J)
	stinkt nur nach t i e f Husten	Sang (Q)
Atemnot	mit abgespreizten Armen in Rückenlage	Psor (K)
	dabei Bauch wie steif	Lat-m
	bei Erbrechen	Ant-t (K)
	wenn an Essen denkt	Ant-t (K)
	mit Harn- und Herzsymptomen	Laur (K)
	möchte warm liegen	Psor (K)
	möchte warm trinken, bess	Spong (K)
Atemwege	wie kalt	Cist (M), Menth-pip (Q)
	wie naß	Penthorum-s (He)
Atmen	zu können glaubt nicht mehr	Apis (F)
	ruckweise ein bei Beklemmung	Angustura (He)
	wie durch Schwamm	Brom (F), Spong (F)
Atmung	behindert plötzlich beim Kopfdrehen	Spong (F)
	behindert wenn gegen Wind geht	Ars (F), Calc (F), Mosch (F), Plat (F), Senega (F)
	beschleunigt anfallsweise	Valer (K)
	in Ruhe kaum möglich	Ac-oxal (K)

periodisch schnell x normal	Ac-oxal (K)
vermindert x Seufzen	Valer (K)
Auffangen kann ich mich nicht mehr	Cast
Aufsprudelgefühl Gelenke	Rheum (L)
Haut	Berb (M)
Muskeln	Rheum (L)
Aufstoßen bittermandelartig	Laur (K)
Bocksgeruch	Mosch (J)
Kaffee bess	Fagopyrum
kalt	Cist (St), Menth-pip (Q)
mit Schauder	Sabad (J)
terpentinartig	Nux-m (J)
bei wehenartigem Schmerz Frau	Conv (He)
Aufwachen glaubt an fremdem Ort zu sein	Paris (J)
3 Uhr mit Schauder Arme, Rücken	Raph (J)
durch Schwindel	Nux-v (Q)
durch sexuelles Verlangen, Frau	Scilla
von Übelkeit, plötzlicher	Ferr-p (K)
Augen auf und schnell nacheinander	Mygale (V)
wie auseinandergepreßt bei Kopfschmerzen	Prun (F)
wie auswärtstretend wenn zur Seite sieht	Bar-c (K), Mag-s (He)
wie auswärtsgedrückt wenn Zungenwurzel berührt	Lach (K)

blaue Flecken	Ac-sulf (N), Arn (Q), Led (N)
-brauen seitlich fallen aus	Thall (M)
-brauen seitlich zu kurz	Thall (M)
brennen, obwohl obj. kalt	
als drehe sich etwas darin	Cist (J)
wie eiskalt	Hep (Q), Mez (Q), Thuja (St)
-entzündung von heißem hellem Licht	Glon (F)
-entzündung, wenig Lichtscheu	Graph (F), Puls (F)
-entzündung plötzlich, sehr geschwollen	Acon (Q)
wie Federn davor, muß wischen	Nat-c (He)
heiß wie Feuer herauskommen	Clem, Dulc (He)
heiß anzufühlen nach Überanstrengung	Ruta (K)
wie nach hinten gezogen	Ac-phos, Crot-t (KR), Hep (KR), Lach (KR), Oena (Q), Olnd, Paris (KR), Pall, Petr (Q), Phos (Q), Sil (KR)
Kältegefühl	Hep (Q), Mez (R), Scilla (J), Spig (D) Thuja (D)
wie in kühlem Wasser schwimmend	Scilla (J)
Lähmung Rectus internus	Agar (F), Alum (F), Con (F), Jab (F), Nat-m (F), Ruta (F)
links Hitzegefühl	Spiraea ulmaria
linkes, kleiner	Ac-fluor (K), Comocladia (KR)

-muskelstörungen Anstrengung schl		Physostigma (V)
öffnen schl		Bry (Q), Nux-v (Q)
pulsieren, Druck bess		Asaf (Q)
wie voll Rauch		Crocus
rechtes, schmerzt wie aus dem Kopf gedrückt, Ofen schl		Comocladia (D)
rollen unter geschlossenen Lidern		Benz-n (K), Cupr (K)
schließen schl		Therid (St)
schließen schwer, Lider wie zu kurz		Guaj (H)
-schmerz,	Abwärtssehen bess	Bar-c (F)
	anfallsweise	Formica
	im Freien bess	Croc., Menyanthes
	mit Kältegefühl	Mez (R), Spig (St)
	kalte Luft bess	Asarum
	ausstrahlend, mit Kälte	Spig (St)
	links bis hinten	Naja
	reiben bess	Art-v (F), Caust (KR), Cina (F), Ran-b (KR), Zinc (KR)
	schießend	Cedron, Gnaphalium
	wie durch Schlag	Eup-per (K)
	Schließen und Berührung schl, Wärme bess	Bad (V)
	Schließen bess, warmer Raum schl	Croc (V)
	wie voll Steine	Lac defloratum
	Tränen bess	Prunus
	von einem Winkel zum andern	Cinnab (D)

	wie mit Schnur zueinandergezogen	Zinc (R)
	Schwellung plötzlich kommend und schwindend	Acon (K)
	wie Seifenwasser drin	Canth (F)
	wie mit Steinen gefüllt	Lac-d (K)
	wie zu tief, wenn zu früh aufwacht	Zinc (J)
	sehr tiefliegend, blaue Ränder	Staph (H)
	-überanstrengung bei ungenügender Beleuchtung	Ruta (V)
	wie verkehrt im Kopf	Adonis (He)
	verklebt, auseinanderziehen Eiter	Rhus-t (F)
	auseinanderziehen heiße Tränen	Acon (K), Apis (F), Ip (F)
	-verletzung	Acon (St), Arn (Q), Euphr (Q), Led (F), Symph (Q)
	-winkel, Schmerz von einem zum andern	Cinnab (D)
	Schrunden	Cist (Q), Graph (Q), Petr (Q)
	wie Zittern beim Lesen	Aranea
Auswurf	blutig, abends dunkel, morgens rot	Acalypha (D)
	Blutpunkte	Am-c (F), Laur (F)
	gelbe Fäden	Arum (J)
	Fadennudeln	Kali-bi (F)
	Schleimklumpen, großer, e i n Hustenstoß	Croc (J)
	morgens schwarz, schmerzhaft	Elaps (St)
	stinkt auch subjektiv	Sang (N)
	stinkt fürchterlich	Phell (F)
	Zwetschgensaft	Dig (F)

Backen	brennen links x rechts	Murex (He)
	wie heiß, ohne warm zu sein	Angustura (J)
	Schmerz schießend bei Husten	Kali-bi (K), Merc (K)
Baden	heiß bess	Lat-m
Ball	Damm sitzt wie auf	Cann-i (Q), Chim (He)
	wie rollend in Bauch oder/und Blase	Lach (L)
Bart	juckt wie Ungeziefer	Mez (F)
Bauch	aufgetrieben wie von Arm von Fetus	Thuja (N)
	wie zusammengeschraubt	Ant-c (K)
	birnenförmig	Lyc
	blaue Flecken	Aeth (He), Ars (Q), Mosch (Q)
	dicker morgens obwohl nichts gegessen	Murex
	Fibrillieren	Guaj (He)
	Fibrillieren bis Finger und Zehen und wieder zurück	Elat
	Geräusch wie Musiktruhe nachts	Cocc
	rechts unten	Nat-s (Q)
	wie wenn Tier schreit	Thuja (L)
	groß, sonst mager	Calc (F), Sil (Vg), Sulf (Q)
	-inhalt wie gezerrt	Palladium
	innen, Gefühl wie auf- und abwärts	Lyc
	wie leer, unten eingezogen	Quassia (He)
	-schmerz Arme strecken schl	Ran-b (Q)
	Beine strecken schl	Ter (R)
	vor Klassenarbeit	Moschus

durch Lachen	Ars (KR), Bry (Q), Con (KR), Nux-v (KR)
oben wie gebläht	Momordica D 3
Reiben bess	Phos (K), Podo (St), Rhus-t (Q)
Schweiß bess	Viburn (Q)
stechend, blitzschnell nacheinander	Meny (He), Sulf (Q), Thall (He)
wie Steine reiben	Aloe (Q), Ant-t (Q), Apis (KR), Cocc (KR), Coloc (KR), Puls (Q), Staph (KR)
unten links stechend	Murex
rechts nach oben	Murex
vor Weißfluß, Nabel	Nat-c (J)
schneidend	Zinc (J)
nur durch Winde bess	Raphanus (V)
steif bei Atemnot	Lat-m
unten gebläht	Lyc
Schwächegefühl	Pall
unten wie leer	Jaborandi
wie Stein drin	Aranea
wie wegfallen	Staph (N), Sulf (Q)
Becken wie schwer und voll	Gnaph
Begeisterung Strohfeuer	Phos (Vg)
Beine einem andern scheinen zu gehören	Agar (K), Bapt (F), Op (F), Stram (F)
fleckig gelbbraun oder schwarz	Crot-h (Q)

	wie glühender Draht plötzlich durch	Dig
	Krämpfe gespreizt	Cupr (Q), Nux-v (Q)
	Strecker	Sec (M), Nux-v (Q), Strych (Q)
	Lage ändern, daß sie nicht einschlafen	Mephitis (F)
	lahm und schwach, Beginn Schwangerschaft	Agar (K)
	Lähmung, Reflexe sehr gesteigert	Lathyrus (D)
	leistungsfähiger als Arme	Lach (Vg)
	mager, Stamm fett	Am-mur (F)
	Ödeme mit Ascites	Apocynum, Chimaphila
	rechtes, kalt wie in kaltem Wasser	Sabin (He)
	rechtes wie lahm	Stront
	schwach, gefühllos; langsam; Dunkel schl.	Onos (V)
	Schwäche plötzlich	Viscum
	während Regel	Tril
Beleidigt	zu haben jemand, glaubt	Ars (K)
	wenn nicht verstanden wird, was sagt	Bufo (He)
Benommen	bei Bewegung, geringster, klar in Rückenlage	Kalmia (K)
	nach Kratzen	Cycl (K)
	leicht erweckbar	Ac-phos (M), Hyos (Q)
	trinken schl	Ac-hydrocyan.
Beobachtet	fühlt sich	Calc (KR), Meli (Q)
Berührung	geringste, wie Schlag durch ganzen Körper	Spig (F)
Beschäftigung	wechselnd dauernd	Apis (L)

Bett nicht anrühren!	Arn (R), Bell (K), Cina (R)
fürchtet	Alum
nässen reichlich, Kind Durst, träg	Plan (V)
Beugekontraktur nach Anstrengung	Ruta (K)
-sehnen Knoten traumatisch	Ruta (V)
Bewegung bessert, örtliche Bewegung schl	Rhod (K)
sofort	Rhod
obwohl ungern	Cycl (K)
geringste unerträglich bei akut	Bry (N), Lat-m
heftigste, bess	Sabina
langsame, bessert	Ferr (K), Kali-p (K), Puls (K)
langsame schl, schnelle bess	Tarant (M)
schnelle, hastige, bess	Ars (K), Brom (K)
Bewegt werden will, obwohl erschöpft	Ars (Q)
Bier bessert	Aloe (Q)
Bindehautentzündung Augenschließen und Berührung schl, Wärme bess	Bad (V)
Augenschließen und Wärme schl	Manc (V)
Augenüberanstrengung	Ruta (K)
eitrig, ohne Beschwerden	Arg-n (Q)
Fremdkörper	Acon (F), Sulf (F)
Lichtscheu, große, wie Feuer	Merc-c (R)
Schleim, zäher, Hornhaut	Euphr (N)
Bitter Verlangen, aber wird erbrochen	Acon (K)

Blähungen nach Kaffee	Kali-c (Q)
-kolik Mitternacht	Cocc (Q)
nach Operation Bauch	Op (Q), Staph (M)
für Schwangerschaft gehalten	Sabad (K)
tagelang nicht abgehend	Op (F), Raph (F)
Weiche, linke	Cepa (F), Momordica (F), Sulf (F)
Blaß vor Stuhlentleerung	Podo (R)
Bläs'chen um Haarfollikel	Kali-br (F)
Haargrenze hinten	Clem (Q)
schmerzhafte, auf ödematösem Grund	Hell (Q)
Blase wie auf und ab beim Gehen, wie voll obwohl leer	Ruta (J)
-bruch über Schambein	Camph (He)
wie gedehnt, plötzlich, bei Stuhlgang	Ter (J)
-hals Schmerz drehend	Coc-c
-katarrh statt Regel	Senecio (V)
-reiz nach unterdrücktem Ärger	Staph (Q)
-schmerz, wenn plötzlichem Harndrang nicht entsprochen wird	Petros (St)
großer, plötzlich, zur Harnröhre	Jab (He)
nach Harnlassen bis Damm und Oberschenkel	Pulsatilla
und Mastdarm	Erig
morgens zur selben Stunde	Copaiva
bis zur Schamgegend	Sabal

schneidend beim Wasserlassen während Regel	Hedeoma
wie zerrend	Equisetum
Schwäche nach Harn zurückhalten	Cantharis
wie voll trotz Harnlassen, Harnröhre Stechen	Equis (V)
wie zusammengeschnürt wenn man Wasser sieht	Canth (Q)
Blasen auf Backe, rechter, gelbe	Euph (St)
blau, dann brauner Schorf	Ars (R)
Blick fixieren kann nicht	Spig (K)
starr	Aethus (StS), Cic (StS), Hyos (St), Stram (StS)
Blind wenn Kopfschmerzen beginnen	Gels (N), Iris (F), Kali-bi (KR), Lac-d (K), Nat-m (N), Psor (F), Sars (KR), Sulf (Q)
nur v o r Kopfschmerz	Gels (N), Kali-bi (N), Psor (F)
plötzlich beim Kopfdrehen	Kali-p (Q)
Blinddarm Rückfälle	Sulfur jodat.
Blut kann nicht sehen	Alum (F)
-andrang nach Blutung	Mill (K)
örtlich irgendwo	Arn (He), Erig (He), Mill (K)
-erguß mit glattem Rand	Arn, Bellis, Calend, Ledum
-gefäßverletzung heilt schlecht	Mill (K)
sehen kann nicht	Alum (F), Nux-m (KR)

Blutung	nach Andrang	**Meli (He)**
	anfalls- oder gußweise	**Apoc (Q), Erig (He), Sabina (St)**
	Angst fehlt	**Ham (Q), Mill (V)**
	Anstrengung, hell	**Mill (V)**
	Bewegung schl	Erig
	wie heißes Wasser	Bell (K)
	periodisch	Aran
	schwarz, wurmartig, zäh	Croc (L)
	Verheben, starke	Cinnamomum (D)
Brachialneuralgie	vom Hals zu den Fingerspitzen	**Hyp (V), Kalm (Q), Paris (V)**
Brennen	wie Funken drauf gefallen	Sec (N)
	innerlich nur, Kälte bess	Ac-mur (Q), Camph (N), Carb-v (K), Sec (N), Tab (Q)
	x Jucken nachts	Ars (K)
	Schweiß bess	Viscum
	Wärme bess	**Ars (K), Caps (Vg), Mez (Q), Sec (Q)**
Brustbein	Druck beim Steigen	Am-carb (F), Aur (F), Aur-m (F)
	wie nach hinten gezogen bei Asthma	Syph
	-drüse schl bei zunehmendem Mond	Clematis
	Hitze beim Ausatmen	Coc-c
	Husten	Cast
	links pulsieren	Asar

Schmerz	kalte Luft einatmen	Eup-per (Q)
	bis Eierstöcke	Sabal
	bis zur linken Schulter	Hydrastis
	zum Rücken	Con (Q), Kali-bi (Q), Ac-ox (K), Phyt (K), Stict (Q)
	unterhalb wund	Am-carb (Q), Carb-v (Q), Eup-per (KR), Rumex (KR)
-beklemmung	wie von außen	Phos (D)
	wie von innen	Sulf (D)
	Harnlassen bess	Nat-ars (Q)
	Herzklopfen, Ohnmacht psychisch	Mosch (N)
-narben wie entzündet in Schwangerschaft		Carb-a (Q), Graph (K), Phyt (K)
-schmerz links	scharf zum Rücken	Lil-t (Q)
	oben zum Schulterblatt	Anis (N), Arum (N), Myrt-c (N), Pix-liqu (N), Sulf (N)
	unten	Nat-s (N)
	rechts oben	Ars (N), Calc (N)
	zum Rücken	Ars (N)
	unten stechend	Chel (N), Kali-c (N), Merc (N)
	scharf, beugen bess	Asc-t (He)
	liegen links schl	Alum (Q), Rumex (Q)
	schießend Seitenwechsel	Gnaph (He)
	stechend bei Wetterwechsel	Ran-b (F)
	unter Schlüsselbein links, Druck schl	Puls (Q)

	-spannen nach Schwindel mit Rückwärtsfallen	Sars (J)
	-warzen empfindlich	Helon
	linke, Schmerz, scharfer	Conv (He)
	zum Rücken	Lil-t (F)
	links unterhalb Stechen beim Husten	Rumex (N)
	Schmerz nach links unten	Asclepias-t
	Schmerz wie Strick zum Rücken, wenn Kind anlegt	Crot-t (K)
	wie mit Schnur zurückgezogen, Frau	Crot-t (K), Pyrog
	-wirbel Dornfortsätze drei oberste schmerzhaft	Chin (R), Chin-s (M), Cimic (R), Sulf (R)
	erster, Halswirbel, letzter	Chin-s (M)
Brüste	atrophisch, alle andern Drüsen vergrößert	Jod (K)
	berührungsempfindlich Kleider	Con (D), Medorrhin
	entzündet, Erschütterung schl	Con (Q), Lac-c (Q)
	Schmerzen im ganzen Körper beim Saugen	Bry (Q), Phyt (K)
	Schmerz zwischen Saugakten	Phell (F)
	jucken abends im Bett	Rhus-t (J)
	kalt wie Eis	Medorrhin
	links geschwollen	Cist (He)
	links wie hart	Arist (M), Cist (He), Sil (KR)
	Schmerz bis unter linkes Schulterblatt	Cimic
	Mittelpunkt der Beschwerden	Phyt (K)
	Schauer	Guaj (Q)
	Schmerz bis Arme	Lith

beim Atmen tief, stechend	Prunus (J)
Aufregung schl	Phyt (K)
Druck bess	Borax
bis Finger	Lith
Gewicht, durch eigenes	Phyt (N)
zur Hand	Ac-lact (Q)
nachts	Clem (Q)
in Schwangerschaft	Phyt D 4, Sep (KR)
unterhalb, Klimax	Cimic (Q)
wie Strang zur Achselhöhle	Crot-t (F), Paris (F)
Buchstaben beim Lesen wie rot	Phos (F)
woanders	Agar (K)
Butter schmeckt salzig - sauer nur vorn	Tarax (J)
Damenbart	Thuja
Damm Schmerz stechend wenn After einzieht	Thuja (J)
wie etwas Stumpfes herausgepreßt	Asaf
sitzt wie auf Ball	Cann-i (St), Chim (St)
Daumenballen rechter, heiß und schmerzhaft	Ac-oxal (K)
Schmerz zur Schulter	Cedron
-grundgelenk schmerzt	Graph (Vg)
Delirium Benommenheit vorherrschend	Hyos (F)
Erregung vorherrschend	Bell (F), Stram (F), Plb (Q)
Deltamuskel links	Ferr (St), Nux-m (KR)
Innenseite schmerzt ruckweise	Rumex (He)

Demenz senile	Bar-c (K), Bufo (K)
Denken erschwert, abends bess	Sil (J)
Bewegung schl	Kalmia (K)
feuchtwarm schl, Ruhe bess	Onosmodium (V)
Gesicht kalt waschen bess	Ferr-p (K)
beim Schreiben	Acon (KR), Mag-c (KR), Nux-m (J)
verworren, nicht herauszufinden	Staph (JG)
Depression abends, heiter morgens	Graph (J)
mit Absenzen	Visc (V)
x Erregung	Ambra (K), Con (KR), Lach (Q)
mit Erschöpfung und Muskelatrophie	Kali-p (Q)
Harnlassen bess	Mandragora, Eug (KR), Hyos (KR)
nach Koitus	Kali-br (Q)
wenn körperlich wohl, und umgekehrt	Plat (J)
Leben verpfuscht	Agn (K)
morgens nach Abendunterhaltung	Pall (F)
morgens, heiter abends	Calc-s (KR), Medorrh (V)
religiöse x sexueller Erregung	Lil-t
Stuhlgang bess	Nat-m (F)
tags, heiter abends	Cast (J)
wie Unrecht erlitten	Cycl (K)
x Unternehmungslust	Digit (J)
vormittags, heiter nachmittags	Cann-s (J)

Dornfortsätze schmerzhaft	Chin-s (M), Phos (St)
Brustwirbel drei oberste schmerzhaft	Chin (R), Chin-s (M), Cimic (R), Sulf (R)
Dröhnen im Körper beim Niederlegen	Clem (He)
Druck bessert nur anfangs	Coloc (K)
geringster, schmerzt beim Pulsfühlen	Fago (He)
leichter, schl, starker bess	Chin (M), Ign (M)
Dunkel unsicher	Agar (Q), Alum (Q), Arg-m (Q), Arg-n (St), Stram (F), Zinc (M)
Dupuytren	Ac-fluor (Q), Ant-c (Q) Caust (Q), Cist (Q), Graph (Q), Lyc (Q) Sil (Q)
Durchfall aufhörend plötzlich, stattdessen Kollaps	Ac-hydr (St)
nach Aufregung durch Einbildung	Arg-nitr (F)
dünn, aber selten	Mephitis (J)
nach Essen sofort	Apoc (M), Crot-t (Q), Podo (Q)
nach Eßversuch, jedem	Coloc (K)
sehr heftig und reichlich, vorher plötzlich Schmerz	Gambogia (V)
heftig, vorher Schneiden Nabel	Gambogia (D)
Unterleib	Elat (D)
x Kälteurticaria	Dulc
x Kopfschmerzen	Podo (K), Sec (Q)
morgens früh, Samenerguß schlaff	Nuphar (D)
durch Muttermilch	Aeth (K), Nat-c (K), Sil (K)

nachts, sofort wieder Drang	Stront (Q)
bei Nesselsucht	Bovista (Q)
Oberbauchseiten schmerzen	Rhod (Q)
x Ödemen	Apoc (K)
x Rheuma	Abrot (N), Cimic (KR), Dulc (KR), Kali-bi (KR), Nat-s (Q), Zinc (Q)
schaumig, Unterleib kalt	Grat (D)
im Schlaf	Bry (KR), Chel (He), Rhus-t (Q), Sulf (KR), Tub (KR)
mit Schleim, bandartigem	Asar (M)
schwarz wie Teer	Lept (D)
wie Spinat, gehackter	Acon (D), Arg-nitr (KR)
tags schl, Husten nachts schl	Petr (K)
nach Trinken, sehr wenigem	Crot-t (L)
unverdaut sofort	Ferr (F)
später	Oleander (F)
durchschaut werden will nicht	Nat-m, Sep.
Durst fehlt, aber Mund trocken	Apis (N), Lach (N), Nux-m (N), Puls (N)
bei Ödemen	Apoc (K)
oft und viel	Nat-m (Q)
Zunge aber feucht	Merc (N), Nat-m (N)
Echolalie	Bufo
Ehre glaubt, stehe auf dem Spiel	Kali-br (F)
Eichel Bändchen wund	Ac-benz (He)
Eiter stinkt	Cor-rubrum
rot, dunkel mit hellen Flecken	Cann-s (J)

	dunkel, geschwollen, Chorda		Cann-s (D)
	glatter Fleck		Petr (J)
	mit Pünktchen, feinen		Calad (J)
	Pünktchen, und Vorhaut		Sep (J)
	Schmerz stechend, mit Angst		Scilla
	sehr heftig beim Harnlassen		Pareira (He)
	stechend, scharf, alle paar Minuten		Caul (He)
	-spitze rot		Nat-m (J)
Eierstock	links schmerzt	bei Husten	Naja (St)
		während der Regel	Thuja (St)
	sticht beim Einatmen, hart, geschwollen		Graph (J)
Eifersucht	Frau darf Haus nicht verlassen		Nux-v (G)
	fährt nachts aus dem Schlaf, wird beleidigend		Lach (G)
Eile	x Gleichgültigkeit		Thuja (Vg)
Eisnadelgefühl			Agar (M)
Eiter	unter Krusten, kleinen		Mez (M)
Ekel	Essen	sehen	Colch (L)
		sprechen	Ars (L)
	vor sich selbst		Merc (R), Mez (R), Sulf
Ekzem	feucht unter Krusten, Absonderung macht neue Bläschen		Thuja (N)
	feucht, krustig, schmerzhaft, Drüsenschwellung		Lappa (V)
	feucht, stinkend, Krusten grauweiß		Lappa (F)
	feucht, sehr stinkend, faulig		Psor (K)
Elektrische	Schläge, wie, bei Krämpfen abends im Bett		Laur (J)
Ellenbeuge	Schwellung schmerzhaft		Cicuta

Ellbogen	gefühllos morgens beim Aufwachen	Kreos (J)
	linker, gefühllos bei Herzbeschwerden	Puls (F)
	linker, Schmerz	Convallaria
	rechter, Schmerz	Erig
	Schleimbeutel	Bry (Q), Kal-m (Q)
Empfindlich	gegen Gerede der Leute	Am-carb (K), Staph (Vg)
Entblößt	gern ganz	Stram (F)
	teilweise, sexuell	Hyos (F), Phos (F)
Entwicklungshemmung	einzelner Organe	Bar-c (K)
Epilepsie	ausgelöst oder begünstigt durch:	
	Alkoholgenuß	Ran-b (K)
	Druck	Cic (K)
	glatte Dinge	Plb (Q)
	Magendarm, Nesselsucht, Kind	Kali-m (R)
	Mondwechsel	Calc (Q), Caust (F), Cupr (Q), Nux-v (F), Sil (F)
	Neumond	Caust (F), Sil (He)
	Regel fehlt nach kaltem Bad	Cupr (K)
	Aura allgemein	Arg-n (StS), Nat-m (StS)
	Angst	Caust (StS)
	Aufstoßen	Lach (StS)
	Bauchschmerzen	Caust (StS)
	Beine schwer	Plb (F)
	Beine starr	Plb (StS)
	Bein zuckt, rechtes	Lyc (StS)

blaß	Lach (StS)
blind	Cupr (StS)
Brust Hitze	Calc-ar (K)
Brust Kälte	Cic (K)
Depression	Zinc (StS)
fehlt	Ac-hydr (StS), Ars (StS), Art-v (StS), Caust (F), Cupr (M), Hyos (M), Oena (M), Lach (StS), Zinc (StS), Zinc-val (StS)
wie fliegen kurz vorher	Sep (Gi)
Füße kalt	Cina (StS)
geistig stumpf	Caust (Gi)
Gesicht Ameisenlaufen	Nux-v (StS)
Hals eng	Lach (StS)
heiße Luft Rücken zum Kopf	Ars (Gi)
Herzflattern	Calc-ar (StS)
Herzklopfen	Calc-ar (KR), Lach (KR), Nat-m (StS)
Kopf wie abgehoben	Viscum (StS)
Kopf Geräusche mehrere Tage	Sep (Gi)
Kopfschmerzen	Caust (StS), Lach (StS)
links	Cupr (StS), Sil (StS), Sulf (StS)
Magen Hitze	Bell (StS), Sulf (StS)
Magenschmerz	Stram (StS)
Ohrgeräusche	Bell (StS), Cic (StS), Hyos (KR), Sep (Gi), Sulf (StS)

	Ohrenklingen		Cic (StS), Hyos (KR)
	Rücken mitten Ameisenlaufen abwärts		Lach (Gi)
	Schlaf, tiefer		Lach (Gi)
	Schulterblätter Schmerz zwischen		Indigo (StS)
	schwerhörig mehrere Tage		Sep (Gi)
	Sehstörungen		Bell (StS), Hyos (KR), Sulf (StS)
	Seufzen		Cic (StS)
	Singultus		Cic (M)
	Unruhe		Arg-n (KR), Bufo (KR), Calc (Q), Caust (StS), Indigo (V)
	verwirrt		Bufo (StS), Lach (J)
	Wallung zum Kopf		Calc-ar (StS), Op (StS), Sulf (StS)
	Zittern		Absinth (StS), Cic (F), Sil (KR)
	Zunge wie dick		Plb (StS)
Epilepsie beginnt	am Kopf		Cic (K)
	Kopf nach links geneigt		Sep (Gi)
	im Rücken		Ars (J), Sulf (KR)
	Schlaf, tiefer		Sep (Gi)
	unten		Cupr (K)
Epilepsie, Anfälle	Augen	heraustretend, Opistotonus, Schaum	Cic (M)
		nach oben	Carb-a (J), Cic (Q), Cupr (Q)
		nach unten	Aeth (Q)

	Bewegungen, merkwürdige	Guaj (J), Tanacetum (J)
	Fußunruhe	Zinc (Q), Zinc-p (Q)
	Glottiskrampf	Gels (Gi)
	Hände verdreht	Ars (J)
	Kopf seitwärts geneigt	Caust (Gi)
	Mund offen	Carb-a (J), Op (JG)
	plötzlich	S. „Aura fehlt"
	plötzlich aufhörend	Arg-m (F)
	seltsame Stellungen	Cic (N)
	Tränenfluß	Sil (Gi), Sulf (Gi)
	Zunge hängt heraus	Bell (JG)
Epilepsie, nach Anfall	albern	Arg-n (R), Cic (K)
	blind	Dig (He), Sec (KR)
	Durchfall, Durst, Hunger, Schwindel	Calc (Gi)
	gefühllos	Cic (J)
	viel Harn	Caust (J), Cupr (KR), Lach (J)
	Hunger, Durst, Durchfall, Schwindel	Calc (Gi)
	Lallen	Lyc (J), Sil (J)
	Lähmung	Oena (Q)
	rechts	Sil (Gi)
	Schlaf, albern, mürrisch	Arg-n (R)
	Schwindel	Calc (Gi), Visc (V)

	Schwindel, Brechdurchfall, Durst, Hunger	Calc (Gi)
	Sprachlähmung	Oena (St)
	Unruhe	Arg-m (F), Arg-n (Q), Oena (KR)
	verwirrt	Arg-m (F)
	weinerlich	Caust (KR), Cupr (Gi)
	Zittern	Cic (F)
Epileptiker	Anfälle, viele, schnell hintereinander nach langer Ruhe	Art-v (V)
	langsam durch Medikamente	Verbena (V), Zinc-phos (R)
	schreckt aus Schlaf aus Furcht vor Anfall	Merc (J)
	Unruhe zwischen Anfällen	Ars (Q), Cupr (N)
	verwirrt zwischen Anfällen	Cupr (K)
Erbrechen	bessert nicht	China, Ptelea
	aus Ekel vor Krankheit im letzten Stadium	Nux-v (G)
	erschöpfend	Ant-t (M), Podo (Q), Verat (M)
	wenn Essen an Lippen kommt	Cadm (K)
	nach Essen nach Operation	Ferr (Q)
	ehe Essen unten ist	Bapt (Q), Phos (N)
	plötzlich aufhörend, dafür Kollaps	Ac-hydr (St)
	Säugling nach Ärger der Mutter	Valer (K)
	ohne Übelkeit	Ferr (K)
	zerebral	Apom (D), Bell (F), Cytis (Q), Glon (F), Op (F), Rhus-t (F)

Erdbeerzunge		Ant-t (StS), Arum (K), Bell (K), Fragaria (He), Lach (Q), Tub (StS)
Erektion	dauernd, lustlos	Cantharis
	nach dem Essen	Nux-v (He)
	mit Glucksen im Penis	Graph (J)
	erschwert Harnlassen	Canth (F)
	lange, morgens nach Harnlassen	Formica
	nachts schmerzhaft und lustlos	Nat-p (K)
	andauernd bei org. Nervenleiden	Ac-picr (F)
	sehr stark	Canth (J)
	nach Schlaf	Lach (J)
	schwindet während Akt	Ac-phos (KR), Arg-n (KR), Calad (K), Graph (Vg), Nux-v (KR)
	beim Aufwachen	Calad (K)
	bei Versuch zu Akt	Sel (K)
	bei Zahnschmerzen	Daphne-i (J)
Erfinder	erfolglos	Sulf (K)
Erinnerung	an längst Vergessenes	Hyos (J), Senega (J)
Erkältung	nach Haarschneiden	Acon (Q), Bell (Q), Glon (Q), Phos (Q), Sil (Q)
	Mantel im Zimmer angelassen	Carb-v (K)
	Schweiß nach Anstrengung	Rhus-t (F)
	Temperaturwechsel Räume beruflich	Dulc (K)
	nach warmem Raum	Hep (Q), Sil (Q)
	bei mildem Wetter	Gels (K)

Erkennt	Bekannte plötzlich nicht mehr	Glon (K)
Erregung	x Depression	Ambra (K), Con (KR), Lach (Q)
	x Erschöpfung	Camph (He)
	x Schweigsamkeit	Verat (J)
Erröten	aus Verlegenheit bei Fremden	Ambra, Ferr (N), Merc (Q)
Erschöpfung	wenn an Arbeit denkt	Nux-v (K)
	Arbeit, Sorge, Laster	Kali-p (K)
	Erbrechen	Ant-t (M), Podo (Q), Verat (M)
	x Erregung	Camph (He)
	geistige, Kaufmann	Kali-br (F), Kali-p (R)
	geistige, im Stehen	Bov (KR), Bry (KR), Guaj (KR), Phos (R)
	nervöse, aber sei „ in Ordnung "	Kali-p (R)
	Regel, starke, beginnend, mit Übelkeit	Ip (K)
	nach Samenerguß, mit Angst	Carb-a (J)
	mit Unruhe, will bewegt werden	Ars (Q)
	Weißfluß (s. auch „Schwäche")	Caul (J), China (R)
Erschütterung	bess	Caps (Q), Coloc (Q)
Erwartungsangst		Arg-n (M), Gels (Q)
Essen	bessert - alles wohl, nur beim Essen	Jod (N)
	bessert bei Schwäche nicht	Chin (M)
	besser während, schlechter nachher	Anac (F)
	schmeckt wie Erbrochenes	Lolium (He)
Examensangst		Anac (Q), Arg-n (Q), Calc-p (Q), Stroph (Q)

Extrasystolen	Adon (Q), Cact (Q), Conv (Q), Crat (Q), Dig (Q), Gels (Q), Spart-sc (Q)
Fahren geschlossen schl	Mag-s (M)
Fallgefühl	Acon (Q), Bell (D), Dig (Q), Lach (Q),
greift in die Luft	Bell (D)
Fallen läßt Sachen, wenn abgelenkt	Hell (K)
fällt im Gehen, wenn nicht rennt	Mangan
wie wenn tief, im Bett	Bry
Falsch glaubt alles zu machen	Aur (J), Sil (Vg)
Falschen Weg geht alles	Nux-v (K)
Farbenblind vorübergehend bei Herzleiden	Tab (Q)
Faulig	Pyrogenium
Feierlich	Agar (K), Hyos (J), Plat (K)
Feingefühl fehlt	Sulf (K)
Fernsehen Folgen	Phos
Ferse linke, juckt und sticht	Nicc (KR), Sabina (Q)
Schweiß fischartig	Cocc (Vg)
Fettgeschwulst	Bar-c (F)
Feucht schl aber feuchte Umschläge verträgt	Aranea
Fieber ein anderer glaubt zu sein je nach Lage	Bapt (K), Pyrog (K)
chronisch niedrig	Ferr-p (F), Sil (Q), Sult (Q)
wie kalt bespritzt	Berb
Kälte unten	Meny (V)

	Körper, weiß nicht wo liegt	**Pyrog (K)**
	und Puls gegensinnig	**Pyrog (M)**
	zu schwach dazu	**Bapt (K)**
	auf den Stundenschlag	**Cedr (St)**
	traumatisch	Acon, Apis, Arn, Calend, Coff, Jod, Lyss
Finger	bewegen im Schlaf	**Meny (He)**
	-enden Ekzem nässend	**Calc (K), Cist (K), Nat-c (K)**
	-endgelenke knotig	Actaea spicata, Am-p (F), Calc (F), Lyc (F)
	rot	**Ac-lact (Q), Calc (F), Kalm (F), Lith (F)**
	steif	**Ac-lact (Q), Vinca (He)**
	-endglieder entzündet	Bovista
	geschwollen und schmerzhaft	Calc (Q), Kalm (Q), Lith (Q)
	links blau	Sumbulus
	-gelenke Bläschen, kleine, schmerzlose	**Bor (Q), Mez (Q), Sep (Q)**
	Ekzem, und -spitzen	Nat-c (K)
	geschwollen, tiefe Eindrücke Werkzeug	Bov (F)
	-grundgelenke dick und steif	Polygonum aviculare D 1–3
	Krampf Beuger krallenartig	Sec (D)
	strecken passiv bess	Sec (M)
	spreizend	Sec (F), Glon (F)
	Strecker	Agar (K), Sec (F)
	-nägel prickeln	Colch (R)

-nagelwurzel Geschwür, alle Finger aufeinanderfolgend	Sang (L)
Pulsieren wie Wasserstrom	Gels (F)
rechter Hand, reißen nachts	**Spart-sc (He)**
rechte, zucken plötzlich nach innen	Cina (F)
Rheuma wandernd, und Zehen	**Berb (K)**
schmerzen bis Zehen und wieder zurück	**Elat (He)**
-spitzen Ekzem	**Nat-c (K)**
schälen sich ab	**Elaps (He)**
Schrunden	Alum (Q), Aur-m (KR), Bar-c (KR), Cist (V), Graph (KR), Petr (KR)
spreizend, weil Berührung unerträglich	**Lac-c (K), Lach (K)**
steif, Faustschluß schmerzt	**Caul (St)**
Fissuren mit Entzündung und Verhärtung	**Graph (K), Phyt (K)**
Fistel alte, mit harten Rändern	**Sil (K)**
Flimmern anfallsweise jahrelang	**Therid (J)**
wie Blutkügelchen vor Augen pulsierend	**Glon (Q)**
Flüssigkeit mit Klumpen	**Ant-c (L)**
Fragt ohne Antwort abzuwarten, senil	**Ambra (K)**
Frau Abneigung gegen Frau	**Raph (He)**
nachts lustig und lebhaft	**Cypr (St)**
zieht sich nicht gern schön an	**Nat-m (Q)**
Fremder als ob neben ihm	**Anac (K), Hyos (K)**
Friert abgedeckt, juckt zugedeckt	**Psor (K)**
abwärts, Hitze aufwärts	**Phos (Q)**

	akut - Hitze bei chronischen	**Puls (K)**
	chronisch - Hitze bei akuten Kr.	**Sil (K)**
	deckt zu, aber warm Schmerz schl	**Merc (K)**
	draußen wie nasse Kleider an	**Ran-b (K)**
	wenn nicht Gelegenheit zum Harnlassen	**Sep (Q)**
	obwohl heiß anzufühlen	Apoc (Q), Euph (He), Lac-defloratum
	trotz Hitze, innerer	**Sars (K)**
	liegt aber nackt im Bett	Hyos
	Luftbewegung unter Bettzeug schl	**Nux-v (K)**
	doch unbedeckt gern	**Camph (K)**
	warm trinkt aber nicht gern	**Nat-m (K)**
	obwohl zugedeckt	**Nux-v (K)**
Frostbeulen	alte, schmerzen jetzt	**Carb-v (He)**
	vor Tauwetter juckend	**Petr (K)**
Frühere	**Beschwerden nach Entbindung schl**	**Lach (J)**
Fühlt	Glattes wie rauh	**Paris (V)**
Fürchtet	**Arbeit, aber wenn begonnen, besser**	**Lyc (K)**
	Aufsehen zu erregen	**Arg-n (K), Med (K)**
	wenn hinfälle	**Arg-n (K)**
	ausgelacht zu werden	**Bar-c (K)**
	zu baden	Bar-m
	Bett einzunässen	Alum
	Bewegung	Caladium
	im Dunkeln ins Bett zu gehen	**Carb-v (K), Caust (D)**

für seine Ehre	Kali-br (F)
epileptischen Anfall, schreckt aus Schlaf	Merc (J)
Examen	Anac (Q), Arg-n (Q), Calc-p (Q), Stroph (Q)
falsch etwas gemacht zu haben	Sil (Vg)
Geldverlust	Calc-f
geschlossene Räume	Arg-n (K)
gestoßen zu werden	Arn (K), Bell (K), Cina (R)
für Gesundheit anderer	Cocc (J)
hereinkommen könnte jemand	Aur (R)
aus großer Höhe zu fallen	Hypericum
Infektion	Gels (Q), Syph (Q)
merken könnte man Zustand	Atro (KR), Calc (KR), Chel (KR), Glon (Q), Med (Q)
Mißerfolg	Arg-m (R), Arg-n (K), Aur (K), Psor (KR), Sil (K)
zum Mord getrieben zu werden	Ars (JG)
morden zu müssen ihr Kind	Plat (St)
Schläge	Arn (K)
spitze Gegenstände	Sil (Q), Spig (K)
zu sterben wenn einschläft	Aeth (KR), Nux-v (L)
wenn sich hinlegt	Mosch (K)
Tätigkeit, weil unfähig	Lyc (K)
weil unfähig sein glaubt	Sil (K)
Unangenehmes plötzlich sehr stark	Asar (L)
Unheil für andere	Ign (R)

	unternehmen etwas	Arg-n (KR), Ars (KR), Lyc (KR), Puls (F), Sil (K)
	unvorbereitet zu sein	Sil (Vg)
	zu verfaulen bald lebend	Bell (J)
	vergessen, daß etwas wird	Lyc (K)
Furunkel	einer nach dem andern	Arn (N)
	klein, sehr empfindlich	Echi (R)
Fußgelenk	linkes, schmerzt beim Gehen	Crat, Erig (He)
	-ödem bei Ischias	Stront (Vg)
	Rheuma x Kniegelenk	Visc (Vg)
Füße	geschwollen vor der Regel	Arist (M), Bar-c (KR), Lyc (KR)
	Haut geschrumpft	Plb (K)
	heiß aus Bett mit brennenden Gichtknoten	Led (V), Sabina (K)
	heiß x kalt	Alum (KR), Lith (He)
	wie hochgehen im Liegen	Ac-phos (Hr)
	jucken seitlich ohne Grund, und Hände	Lith (F)
	kalt im Bett, viel Harnlassen bess	Aran (Q)
	kalt und feucht, aber Sohlen brennen	Sil (Q), Sulf (KR)
	Krampf Beuger, passiv strecken bess	Sec (M)
	Schuppen	Merc-d (Q), Rhus-v (KR)
	auf Tisch legen	Carb-v (D)
Gähnen	vor Stuhlgang	Formica (KR), Cast
	bei Übelkeit	Senecio
Gänsehaut	nachmittags, draußen bess	Angustura (H)

Gallengegend	wie glühende Kohlen	Erigeron
Gang	taumelnd	Prunus
Gaumen	juckt beim Niesen	Sabad (K)
	Druckgefühl	Paris
	vorn kleine rote Flecke	Kali-bi (L)
	wie zusammenziehen von Gerbsäure	Viscum (He)
Gebärmutterblutung	auf Druck, leisesten	Ustilago (He)
	Hüften wie auseinanderfallen	Trill (He)
	wenn Kind angelegt	Sil (K)
	Übelkeit, Erschöpfung	Ip (K)
	wie hochgedrängt beim Setzen	Ferr-j (Q)
	x psychischen Symptomen	Arn (K), Cimic (Q)
	-schmerz, Stuhlgang bess	Pall
	wie schwer und wund nach harter Arbeit	Helon (D)
	wie Strom zur Kehle, dann Würgen	Gels (F)
Geburt	seit einer, schl	Lach
Gedächtnis	erhöht nachmittags	Acon (J)
Gedanken	schweben wie außen in der Luft	Datura-a (He)
	-schwund im Alter, verwirrt	Ambra (K), Anac (Q)
	plötzlich, fürchtet Verstand zu verlieren	Mancinella (He)
	wiederholt sich jeder	Mag-m (K)
	-zudrang, fremder, beim Lesen	Ac-phos (JG)
	kummervoll	Alum (J), Caust (J), Coff (J), Kali-c (J)
	Pläne, kann nicht ordnen	China (J)

Gefallsucht	Bell (G)
fehlt	Nat-m (Q)
Gefühle beherrschen schl	Staph (K)
sonderbare, körperlich	Cann-i (Q)
Gefühllos wo drauf-, schmerzhaft, wo nicht draufliegt	Rhus-t (K)
mit Neuralgie	Gnaph (V)
nach Neuralgie	Ac-carb (Vg), Cham (K), Coloc (Q), Gnaph (V)
x Neuralgie	Ac-carb (Vg), Gnaph (V)
zu Segment nicht passend	Plat (Q)
stellenweise	Bufo (K), Plat (Q)
x überempfindlich	Plat (Q)
Gegenteil tun von dem was man will	Agar (K), Anac (J), Mag-c (J)
Gehirn wie in Feuer	Ac-hydrocyanicum
zu schwer und groß	Formica
Gehörgang schmerzt abends	Paris
wie mit Keil auseinander	Paris (J)
plötzlich	Paris
Pulsieren	Coccus cacti
Gehörtes hallt nach	Ptelea
Geht wie auf einem Schwamm	Heloderma (He)
Geistige Arbeit Bedürfnis, nach sexueller Erregung	Lach (J)
durch Phantasie gestört	Mephitis (J), Olnd (J)
Gelbsucht nach Ärger	Bry (M), Cham (M), Nux-v (St)

Gelenke blaue Flecke	Mang (Q)
kleine, rheumatisch, deformiert geschwollen, Bew.schl	Act-sp (V)
kleine, rheumatisch, plötzlich, wandernd, steif, Kälte schl	Caul (V)
Rückseite bräunlich-grau	Ac-picr (V)
schmerzen überspringend	Colch (K)
wie Stift durch	Bufo
Wärmegefühl örtlich bei Rheuma	Guaj (Vg)
Genitale empfindlich, Bettuch wird nicht vertragen	Ac-mur (N), Murex (N)
Geräuschempfindlich Kratzen auf Stoff	Asar (KR), Ferr (N), Lolium (He), Tarax (N)
Musik bess	Aur (K)
gegen Stimmen nicht	Therid
bis Zähne	Therid (He)
Gerstenkörner nacheinander	Staph (N)
Geruch erhalten trotz Schnupfen	Lyc (Q)
paradox	Zinc-mur (He)
vermindert, gegen Wein überempfindlich	Tab (J)
Gesäßschmerz bis zum Knie	Euph
schmerzt, Stehen schl	Euph
Geschäftigkeit unruhig	Apis (F), Zinc-val (F)
Geschmack paradox	Zinc-mur (He)
überempfindlich	Chin (K)
Geschrumpft glaubt, sei teilweise	Sabad (K)
Geschwür Käsegeruch	Hep (K)
korallenrot, sehr empfindlich	Cor-r (N)

Ränder hängen über, Mitte dunkel	Kali-bi (R)
Umgebung bunt, Mitte brennt	Carb-v (F)
Umgebung grünlich, Mitte stinkt	Brom (F)
nach Verletzung, geringster	Sars (F)
Gesichtsakne klein, hart, dunkelrot, Bläschen drum	Kali-br (Q)
junge Mädchen	Jugl-r D 3
schwarz	Ac-nitr (He)
Ausschlag vor Regel, mit Libido	Dulc (K)
braunfleckig nur in Schwangerschaft	Curare (C), Nat-m (C), Nux-v (C), Sep (C), Sulf (C)
brennt ohne Röte	Sulf (Q)
Gänsehaut nach Stuhlgang	Angustura (J)
gefühllos nach Neuralgie	Plat (R), Verb (R)
links pulsiert schmerzhaft	Ac-nitr (J)
links Wallung	Lac-d (K)
Pusteln durch scharfe Tränen	Euphr (Q)
rote Stellen von alten Ausschlägen	Graph (K)
rot bei Stuhlgang	Aloe (KR), Bry (KR), Ferr (R), Nux-v (KR), Sulf (KR)
bei Widerspruch, geringstem	Ferr (R), Ign (KR)
wie schief gezogen	Cistus
-schmerz brennend-stechend, Luftzug, geringster, schl	Caps (F)
x gefühllos	Plat (R), Verb (R)
Jochbein links	Hydrocotyle

kaltes Wasser im Mund bess	Clematis
Kinn zum Ohr	Calc (Q)
Rauchen	Sep (F)
roh wie Fleisch abgelöst	Lac-d (K)
roh, wo Krusten abgerissen	Mez (R)
schneidend wie Rasiermesser Schläfen zum Kinn	Lepidium (He)
Schreiben	Chin-s (KR), Coff (Q)
Splitterschmerz wenn verzieht	Stann (J)
zu den Zähnen, kaltes Wasser bessert	Ferr (Q)
zweimal täglich, 11 und 23 Uhr	Cact (Q), Verb (F)
wie seitwärts gezogen	Cist (J)
Sonnenbrand empfindlich	Ac-nitr (Q), Nux-v (Q), Sep (Q), Sulf (Q)
Venennetz, feines	Thuja (L)
Gewalt unter fremder, glaubt zu stehen	Anac (JG), Bell (Q), Cereus-b (KR), Lach (KR)
Gewitter vor, schl, bei -eintritt bess	Nat-s (V), Rhod (V)
Gichtanfälle x Blutungen	Sabina (K)
x viel hellen Harn	Ledum (K)
Glattes fühlt sich rauh an	Paris (V)
Gleichgültigkeit im Alter	Con (K)
x Eile	Thuja (Vg)
x Interesse	Lach (Vg)

Glieder wie getrennt vom Körper	Bapt (F), Bar-c (Q), Op (F), Stram (He), Thuja (K)
glaubt an falscher Stelle	Acon (F)
-schmerz rechts	Aranea, Strophantus
streifenförmig	Fagopyrum
grauweiß	Kali-m (M)
Gürtelgefühl	Alum (K), Anac (K), Nux-v (Q), Sec (Q), Zinc (M)
Haarbüschel wie elektrisiert	Verat (R)
fettig	Ac-phos (KR), Bry (KR), Lyssa (KR), Plb (J)
-follikel, Bläschen um	Kali-br (F)
-grenze Hinterkopf Bläschen	Clem (Q)
-grenze Stirn Ausschlag	Calc (Q), Merc (Q), Nat-m (Q)
-wuchs an ungewöhnlichen Stellen	Lyc (He)
Halluzinationen mit Einsicht	Cann-i (K), Hyos (K)
beim Erwachen	Cina (K)
körperlich	Cann-i (Q), Sabad (JG)
Hals Ausschlag juckend außen, rot, mit Herzsymptomen	Crat (V)
außen Schwellung plötzlich	Hedera (M)
-belag stinkt	Guaj (Q), Merc (Q)
-brennt rechts	Caust (Q), Primula (He)
wenn Stimme überanstrengt	Phyt (Q)
-entzündung vor Regel	Mag-c (Vg)
kaum rot, Berührung außen sehr schmerzhaft	Nicc (V)

Fadengefühl	Coc-c (KR), Sabad (Q), Valer (KR)
-geschwüre schmerzlos, stinkend	Bapt (St)
wie heiße Kugel drin	Phyt (N)
innen wie wenn etwas abreißt	Rhus-t (J)
Hitzegefühl nach Husten	Aur-m (KR), Cast
Lymphdrüsen kettenförmig	Cist (K)
mager	Calc (Q), Calc-p (Q), Nat-m (N), Sars (N)
Schleim, obwohl trocken	Ambra (K)
-schmerz wie heißer Dampf aus dem Bauch nach dem Essen	Merc (J)
Süß schl	Sang (Q), Spong (K)
-seite Krampf	Bar-c (KR), Hyos (K), Lachnanthes (V)
Pflockgefühl	Berb (J)
steif nach Haarschneiden oder Luftzug	Bell (F), Bry (F), Dulc (Q), Guaj (F), Nux-v (F)
Wassertrinken wie außen herunter	Verat (K)
-wirbeldornfortsatz druckempfindlich	Agar (Q), Cimic (F), Chin-s (St), Hyp (Q), Nat-m (Q), Zinc (Q)
C 7 druckempfindlich	Chin-s (Vg)
letzter, Brustwirbel, erster	Chin-s (M)
säule oben Spannungsschmerz	Cimic (Vg)
wie zusammengeschnürt und zugleich wie ausgedehnt	Cimic
Hämorrhoiden bluten viel, schmerzen wenig	Coll (St)
empfindlich, Bettuch wird nicht vertragen	Ac-mur (N)

	schmerzhaft		Ac-nitr (K), Calc (R), Calc-p (K), Caust (R), Ham (Q), Kali-c (K), Paeon (K), Staph (Q)
		muß Gesäß auseinanderziehen	Kali-c (K), Paeon (K)
		wie Holz im After	Aesc (D), Coll (D)
		sehr, blutend, juckend, Wärme bess	Coll (V)
		sehr, Stehen und Berührung schl, Wärme bess	Calc-p (K)
		äußerst, Angst und Schweiß	Ac-nitr (K)
	wie Trauben		Aloe (K), Coll (Q)
Hände	Beugesehnen Kontraktur nach Anstrengung		Ruta (K)
	brennen, stechen, trocken		Anac (Q)
	gefühllos nachts und wie dick		Cocc (Q)
	-gelenk angestrengt, dick, schwach		Hippomanes D 4
	wie Band, elastisches, drum		Bellis
	Überbein traumatisch		Ruta (Q)
	heiß, streckt aus Bett, brennende Gichtknoten		Sabina (K)
	jucken tief innen		Fago (He)
	Krampf Beuger, passiv strecken bess		Sec (M)
	Krämpfe gespreizt		Glon (F), Ign (F), Lac-c (Q), Sec (F)
	Lähmung Seitenwechsel		Phos (He)
	linke kalt		Sumbulus
	wie lahm		Adonis
	rechte, Krampf Beuger		Gins (He)

steif	**Spiraea-u (He)**, Tarax (Q)
-rücken dunkle Flecken im Alter	Sars (K)
Venen geschwollen bei Schulterschmerz	Stront (Vg)
Warzen	Ac-nitr (K), Thuja (K)
gestielt	Thuja (K)
Schmerz krampfartig	Euph
wie zum Platzen wenn sie hängen	Vipera (He)
schwach und schmerzhaft, bewegen sehr mühsam	Cytisus (V)
seitlich jucken grundlos, und Füße	Lith (F)
wie Summen drin	Viburnum
-teller Ausschlag brennt, heißes Wasser bess	Rhus-t (K)
korallenrot	Cor-r (V)
schubweise	Crot-t (K)
hart von Werkzeug	Ruta (K)
zittern, wenn sie naß werden	Stront (He)

Harndrang	nachts oft und wenig, aber wie lange nicht gelassen	Equis
	nachts, schwach, muß warten	Ferrum-picr D 3–C 4
	oft nach unterdrücktem Ärger	Staph (K)
	alte Frauen	Copaiva
	brennt, fädig, faulig	Chimaph D 4
	sehr	Canth (J)
	plötzlich nach Aufregung	Gels (D)
	plötzlich, verschwindet nach Windabgang plötzlich	Coloc

schmerzhaft, nur Schleim	Canth (L), Merc-c (L)
vergeblich, heftig, äußerst schmerzhaft	Pareira (M)
x -verhaltung	Sep (J)
Verhaltung, krampfhafte, preßt anfangs vergeblich	Prun (V)
geht ab aus Angst	Gels (L)
bei Bewegung nur, tags, Kind	Ferr (K)
bei Erektion, nachts	Staph (J)
wenn Füße ruhig hält	Zinc (K)
im Gehen, im Sitzen bess	Bar-c (J)
nach Lendenwirbelverletzung	Nux-v
mit beginnender Regelstörung, bei Mädchen	Puls, Sabin
x -verhaltung, Prostata	Jod (R)
wenn zum Zug schnell muß	Arg-n (Q), Lac-d (K)
und Stuhl geht ab, alte Frauen	Equisetum
wie heiß	Conv (He)
wie Kuchen im Gefäß	Coloc
lassen, muß auf Bauch drücken	Mag-m (F)
nur Beine gekreuzt möglich	Zinc (St)
im Blasenhals wie Strohhalm hin und her	Dig
bei Blasenlähmung Wille fehlt	Hyos
brennt flüchtig nach Alkohol oder Coitus	Cubeba
brennt nach Samenerguß	Caust (J)
durch Erektion erschwert	Canth (F)

	in Gegenwart anderer unmöglich	Ambra (K), Nat-m (KR)
	nur liegend möglich	Kreos (St)
	plötzlich reichlich	Scilla
	dann Schleim, blutiger	Murex
	äußerst schmerzhaft	Pareira (He)
	sehr schmerzhaft, wie Kugel in Blase und Harnröhre	Croth-h (J)
	schmerzt schneidend bis Achselhöhle	Canth (J)
	nur stehend möglich	Chim (StS), Caust (K), Hyp (KR), Sars (KR)
	tropfenweise nur durch starkes Drängen	Bell (KR), Canth (M), Kali.bi (R), Plb (KR)
	nur zurückgebeugt möglich	Kreos (StS), Zinc (StS)
olivengrün		Ac-carb (St)
riecht	wie Baldrian	Murex (J)
	rauchig	Castanea-v (He)
röhre	beim Berühren schmerzhaft	Acon (J), Berb (KR), Bor (KR), Cann-s (N), Caps (J), Clem (J), Merc (KR) Mez (J), Prun (J), Puls (J)
	sehr berührungsempfindlich, geht breitbeinig	Cann-s (N)
	eitrig nach Blasensteinoperation	Mill
	wie Feuchtes drin	Thuja
	wie glühendes Eisen drin beim Harnlassen	Canth
	wie kalt beim Harnlassen	Agar (M)
	wie kalter Tropfen durch	Agar (J)

sehr schmerzhaft plötzlich	Jab (He)
Stechen, Blase wie voll trotz Entleerung	Equis (V)
-verletzung	Arn, Staph
-vorfall nach Harnlassen, Frau	Cann-s (K)
wie zylindrischer Körper drin beim Harnlassen	Stram (J)
-satz oxal	Ac-nitr (F)
schwarze Punkte	Lach (L)
in Windel	Lyc (N), Sars (K)
Schleim sehr viel	Chim (KR), Dulc (KR), Equis (N)
-strahl groß, schnell, reichlich, oft	Ac-phos (F)
trüb schon beim Harnlassen	Ambra (J), Anac (J)
-verhaltung bei Bauchschmerz	Cham (KR), Plb (J)
x -drang	Sep (J)
in Gegenwart anderer	Ac-mur, Ambra (K), Hep, Nat-m (KR), Tarant
beim Stillen	Apis (K)
x -träufeln, Prostata	Jod (R)
viel, Stuhl wenig	Colch (F)
x Rheuma	Ac-benz (V), Ledum (K)
x wenig Harn	Ac-benz (V), Ac-fs, Berb (KR), Coc-c, Coloc (R), Dig (KR), Gels (KR), Ledum (K), Sang (KR), Scil
wechselt Beschaffenheit	Berb (V)

wenig, aber hell, Rheuma	Colch (R)
Stuhl viel	Colch (F)
Haut apfelsinenschalenartig	Thuja (Q)
-ausschlag girlandenförmig	Tell (V)
alter, juckt heftig vor Regel	Carb-v (L)
korallenrot	Cor-r (V)
Winter, x Kopfschmerzen x Husten	Psor (K)
Beugeseiten schuppend und wund	Bry (He)
Bläschengruppen blau, juckend, serös	Ran-b (M)
Bläschen um Haarfollikel	Kali-br (F)
Haargrenze hinten	Clem (Q)
schmerzhafte, auf ödematösem Grund	Hell (Q)
Blasen Backe, rechte, gelbe	Euph (St)
blau, dann brauner Schorf	Ars (R)
blau, große, ödematös	Rhus-t (K)
in juckendem Ring, Pemphigus	Caltha-p (He)
Falten bleiben stehn beim Abheben	Verat (Q)
fettig	Nat-m (Vg), Psor (Q), Thuja (St)
graue Ausschwitzung	Naja (K)

wie heiße Nadeln drunter	Agar (K), Ars (K)
x Husten x ...	Crot-t (K)
kalt stellenweise nach Kratzen	Mez (K)
x Kopfschmerz im Winter	Psor (K)
wie Maus drunter laufend	Ign (R), Sec (N), Sep (He)
Quaddeln kommen und schwinden plötzlich	Am-carb (M)
wie regnen drauf	Ac-carb (Vg)
-reizung durch Reibung und Druck	Paeon (V)
rot, wo auf Knochen liegt	Ac-phos (K)
schmerzhaft	Fago (Q)
stechend, wandernd	Tellur
schuppt sehr stark	Hydrocotyle (D), Kreos (F)
schwarz unter Goldschmuck	Sulf (Q)
Schwellung, juckt und schuppt stark	Hydrocotyle (M)
stinkt	Psor (K), Sulf (K)
Streckseiten schuppen sehr stark	Kreos (F)
trocken x Schweiß	Nat-c (Vg)
wie Tropfen drunter rieseln	Thuja (He)
Venen scheinen durch	Ferr (He)

	Verhärtungen und Schleimhaut	Psor (K)
	x Weißfluß	Clem (Q)
	wund wo Krusten ab	Graph (Q), Mez (K), Staph (K)
	wie Würmer drüber	Staph (K)
Heiser	nach Ärger	Gels (Q)
	Bewegung bess	Rhus-t (K)
	wenn Schleim weg, bess	Arum (K), Phos (K), Stann (KR)
	beim Sprechen nur anfangs	Alum (K), Rhus-t (K), Sel (K)
	Tonhöhe, nur bestimmte	Arum (K)
Heißer	Dampf, Gefühl	Ac-fluor (K), Acon (K)
	innen, kalt außen	Ars-j, Sec
	Strom, innen	Sang (Q)
Heiterkeit	abends, Depression morgens	Calc-s (KR), Med (V)
	morgens	Bov (KR), Cinnab (KR), Graph (J)
Herzbeklemmung	zum Hals	Nux-m (Q), Podo (M)
	mit Kältegefühl	Latrodectus-m (K)
	wie Kugel	Adonis (St)
	im Liegen	Lycopus (He)

		wie packen und wieder loslassen	Lil-t (N)
		mit Wärmegefühl	Cact (Q)
		ins warme Zimmer gehend schl	Spart-sc (He)
beschwerden x Prolaps x Psychischem			Lil-t (K)
Fadengefühl			Kali-c (St), Lil-t (St)
-flattern	durch Anstrengung geistige		Lith (F)
	bei Erregung		Lil-t (Q), Lith (Q)
	Harnlassen bess		Lith (F)
hebend	dauernd		Spig (N)
	nur zeitweise		Dig (N), Kalm (N)
wie herabsinken			Cann-s (N)
-klopfen	abends im Bett mit Flattern und Stolpern		Leonurus
	anfallsweise sehr kurz, Stuhlgang bess		Grat (He)
	aus Anlaß, geringstem		Sumbulus
	an Anstrengung denkend		Sumbulus (He)
	bei Besuch, unerwartetem		Phos (F)
	Freude		Bad (KR), Coff (KR), Phos (F), Puls (KR)
	bei Gebärmutterschmerz		Conv (N), Lil-t (Q)
	Hand muß draufpressen		Arg-n (K)

	mit Harnsymptomen	Laur (K)
	durch Lachen	Iberis (B)
	durch Onanie	Ac-phos (KR), Cann-i (Q), Dig (KR), Ferr (KR), Phos (Q)
	Rückenlage bess	Ac-benz (Q), Kalm (KR), Lil-t (KR)
	vor plötzlichem Schwindel	Lach (J)
	mit Unruhe, schnell, Bewegung und Wärme schl	Lycopus (V)
	wechselnd	Meph (Schindler)
	weckt nachmittags	Staph (He)
Kribbeln		Ac-salicylicum
wie locker		Hypericum
-schmerz	in beide Arme	Lat-m (V)
	zum Arm, rechten	Ac-oxal (Q), Phyt (KR), Spig (KR)
	zum Bauch	Lat-m (V)
	links	Cact
	Bücken	Glon (Q), Lil-t (KR), Lith (Q), Olnd (KR)
	doppelt nacheinander stechend	Anac (F)
	zu den Fingern links	Bism, Crataegus

	zu den Fingerspitzen links	Cact (Hr), Lat-m
	x Gebärmutterschmerz	Conv (St), Lil-t (KR)
	Harnlassen bess	Ac-benz (Q), Nat-m (KR), Lith (KR)
	am Ende des Harnlassens, Gesicht blau	Asparagus
	zum Kopf	Lith
	x Neuralgien	Bism (St)
	plötzlich wie gepackt, weckt	Cact (Q), Lil-t (D)
	x Rheuma	Ac-benz (KR), Dios (Q), Kalm (KR)
	unter Schlüsselbein, linkem	Crat (V)
	zur Schulter links	Asclepias-t, Fagopyrum, Spartium
	stechend, Aufstoßen bess	Fago (M)
	plötzlich	Hedera (M)
schnurrt wie Katze		Jod (F), Spig (F)
wie schwer, Druck bess		Calc-f (M)
schwirrt		Spig (Q)
setzt aus	bei Bewegung	Dig (N)
	in Ruhe	Gels (N)
setzt aus wenn dran denkt		Ac-oxal (He)
sinkt herab, Gefühl		Cann-s (N)

wie stillstehn, dann harter Schlag	Aur-m-natr. D 4
umdrehen, Gefühl	Ant-t (KR), Lach (R)
zuckt plötzlich	Ac-fluor (KR), Aur (F), Calc-ar (KR), Carb-v (KR), Con (F), Zinc (F)
Heuschnupfen in Schwangerschaft	Cycl
Hitze abwärts	Euphr (K), Glon (KR), Sang (KR)
bei akut, friert bei chronisch	Sil (K)
beim Aufwachen morgens	Caul, Meph (Schindler)
aufwärts, friert abwärts	Phos (Q)
im Bett, friert beim Abdecken	Cor-rubrum
bei chronisch, friert bei akut	Puls (K)
innere, aber friert	Ssrs (K)
vor Schwindel, plötzlichem	Lach (J)
Hoden hart mit Quetschungsgefühl	Rhod (D), Spong (F)
sehr hart und schmerzhaft	Clem (K)
hart und wie zusammengeschraubt, und Samenstrang	Spong (F)
fest hochgezogen	Sabal (M)
am Leistenring fest	Con (Q), Zinc (Q)
links heraufgezogen	Calc (L), Crot (L), Thuja (L), Zinc (L)
rechts heraufgezogen	Clem (L), Meny (Q), Puls (L)

rechts Schmerz zuckend, Ruhe schl	Meny (J)
-sack wie Glucksen innen	Staph (J)
rechts dick und lang	Clematis
rechts geschwollen	Clem (K)
Schauder, und Oberschenkel, Samenstrang Ziehen	Angustura (J)
wund durch geringste Reibung	Cocc (J)
Schmerz wie ins Becken gezogen	Kali-j (R)
zum Oberschenkel	Sabal (Q)
stechend wenn Beine übereinandergeschlagen	Ip (J)
vor Windabgang, geschwollen	Merc (J)
-schwellung nach Quetschung	Puls (L)
Höherer Macht, glaubt sich unter Einfluß	Cer-b (KR), Lach (KR), Thuja (H)
Hört wie mit fremden Ohren	Psor (He)
auf krankem Ohr besser	All-sat (He)
Hornhautgeschwür wenig schmerzhaft, ohne Lichtscheu	Kali-bi (M), Kali-m (St)
Hüften wie auseinanderfallen, Gebärmutterblutung	Trill (He)
Hüftschmerz zur andern Hüfte	Cimic (N), Lil-t (St), Thuja (KR), Ust (KR)
und Knieschmerz kreuzweise	Mag-m (He)
links, beim Einatmen	Sabina (Q)
Umdrehen im Bett bess	Nat-s (F)
Hühneraugen alte, schmerzen jetzt	Carb-v (He)

Hunger	5 und 23 Uhr	Nat-c (K)
	macht nervös	Jod (M), Kali-c (Q)
	Wassertrinken bess	Kali-m (He)
Husten	abends nach dem ersten Schlaf	Aral (V), Acon (St)
	mit Aufstoßen und Winden endend	Sang (L)
	blutig-trocken, statt Regel	Copaiva (KR), Senecio (F)
	nach Blutung	Ferr (K)
	brennend wie Stück Lunge mit raus	Mag-s (J)
	Brustbein wie Stein, bis Schulterblatt	Cor-r (J)
	erstickender, Nasenbluten bess	Brom (R)
	wie Haar im Hals	Arg-n (Q), Sil (KR)
	wie Haken Hals runter	Cepa (K)
	x Hautausschlag	Croton
	x Hautausschlag im Winter x Kopfschmerz	Psor (K)
	wie heißer Atem	Ant-c (J)
	x Ischias	Staph
	Kehlkopf eine Stelle kitzelnd	Con (L)
	Kehlkopf wie Haut zerrissen	Osmium (He)
	Kehlkopf morgens, trocken, sprechen schl	Ammonium-br D 3
	Kratzen im Gehörgang	Kali-c (K), Mang (K), Sil (K)
	von Magengrube aus, kitzelnd, nach dem Essen	Phos (F)
	nachts schl, Durchfall tags schl	Petr (K)

	schmerzhaft, auf Hände und Knie gestemmt bess	Eup-per (He)
	trocken, tags blutig-eitrig-zäh	Con (L)
	rasselnd fein	Ant-t (D)
	grob	Ip (D)
	wie von Rauch	Ars (KR), Bry (KR), Chel (R), Nat-a (KR)
	wie Säge klingend	Spong (N)
	Schmerz an entfernter Stelle	Bry (Q), Caps (Q)
	Schnellfeuer	Cor-r (M)
	zu schwach zum Auswerfen	Am-carb (K), Ant-t (K), Bar-c (K)
	wie Trompete	Verb (N)
	aus Verlegenheit	Ambra (D), Phos (Q)
	durch Wolle am Ohr	Merc (J)
	zäh, abends beim Hinlegen schl	Aralia (V)
	zäh-blutig-eitrig tags, trocken nachts	Con (L)
	Zäpfchen wie zu lang	Alum (K)
	zerreißen etwas, fürchtet	Apis (K)
Hydrocele	nach Ausschlägen, unterdrückten	Hell
Hypochondrisch,	besonders nachmittags	Cocc (H)
	je mehr verstopft	Nat-m (F)
Impotenz	Bauch oben links dumpf brennend	Coc-c
Ischias	mit Bewegungsdrang, Kälte und morgens schl	Mandragora (V)
	wie Eiswasser entlang	Acon (K)

zur Ferse	Ars-m (KR), Kali-j (KR), Spiraea-u (He)
mit Gefühllosigkeit	Gnaph (M)
x mit Gefühllosigkeit	Gnaph (St)
hinten	Coloc (N)
Husten und Niesen	Am-carb (Q), Caps (KR), Caust (KR), Nux-v (Q), Sep (KR), Tell (KR)
links, aus Bett treiben, Druck bess	Cimic (D)
Bewegung bess	Kali-bi (D)
zum Oberschenkel	Dios
seitlich nachts	Phyt (N)
bis Zehen	Cist (He), Gins (He), Kalm (KR)
Jammern x Lachen	Verat (JG)
Jucken im Alter, wo am meisten runzlig, mit Ameisenlaufen	Mez (R)
nach Baden	Mag-c, Tub (M)
heiß	Mez C 30
kalt bess	Fago (M)
Berührung schl	Euph, Fago
x Brennen nachts	Ars (K)
brennend und rot, wie erfroren	Agar (N)
im Einschlafen nur	Osmium (Q)
bis Erbrechen kratzt	Ip (Q)
nach Fleischessen	Rumex (He), Ruta (KR)
haarige Teile, schwitzen schl	Rhus-t (L)

Kälte bess	Ac-lact (M), Graph (M), Kali-bi (KR), Tub (M)
kaltes Wasser bess	Caladium, Fago (M)
an kleinen Stellen	Ac-f
Knötchen, feinste, überall, kaum wahrnehmbar	Con (He)
liegen schl	Fago
wie Mäuse	Sec (N)
nachmittags	Spiraea ulmaria
in Schwangerschaft	Coll
Schweiß bess	Viscum (M)
in Sonne	Fago (M)
stechend überall flüchtig mal hier und da	Euphr (He)
unsichtbar bei Gelbsucht nachts	Dolichos (M)
Knötchen, feinste überall	Con (He)
Wärme schl, Kälte bess	Fago (V)
Verstopfung schl	Dolichos (V)
wandernd, in Bettwärme	Mag-c
warm baden schl	Mez (K)
in Wärme, mit Schmerz in Kälte	Mez (K)
Wärme bess	Rumex
warmes (heißes) Wasser bess	Rhus-t (K), Rhus-v (He)
Waschen	Bov (Q), Clem (St)
zugedeckt, friert abgedeckt	Psor (K)
Kaffeegeruch schl	Ac-sulf (KR), Lach

Kälte	der Glieder nach körperlicher, aber nicht nach geistiger Anstrengung	Plb (K)
	Hauch, kalter, an einzelnen Körperteilen	Croc (Q)
	bei Hitze, innerer	Ars (Q), Camph (K), Sars (K), Sec (K)
	kalt oder warm etwas anzufühlen?	Camph
	nach Kratzen	Agar (K), Mez (K)
	tiefe, bess, aber Wärme, oberflächliche, bess	Aesc (K)
	-unempfindlich	Meph (Q)
	verlangt kalte Luft und Speisen zur Regelzeit, obwohl kalt	Arg-n (K)
	Wasser, kaltes, wie durch die Adern	Pyrog (K)
	zudecken will aber nicht	Ac-mur (Q), Camph (K), Carb-v (K), Sec (N), Tab (Q)
Kehlkopf	wie auf und nieder	Ac-sulf
	wie Faden rückwärts schnürend	Calc-ar (K)
	als klebe etwas drauf nach Trinken	Arum (J)
	wie Luftblase drin	Meph (Schindler)
	rechts gefühllos	Primula-v (He)
	-schmerz durch Klavierspiel	Calc (K)
	Schmerz x Gebärmutter	Arg-n
Kiefergelenk	Luxationsneigung	Ign (F), Petr (F), Rhus-t (F)
	links Schmerz	Cor-r
	Schmerz	Cistus, Verbascum
	beim Gähnen	Cor-r
	-winkel druckschmerzhaft	Sang (Q)

Kind	After juckt nachts, Würmer	Ferr (L)
	aggressiv nur indirekt	Phos (Q)
	alt sieht aus	Arg-n (K)
	beißt Lippen	Bry
	Bettnässen reichlich; Durst, träge	Plan (V)
	-bewegungen schmerzen in Schwangerschaft	Arn (K)
	bewußtlos und starr vor Husten	Cina (J)
	bei „Dienstboten" gern	Bar-c (K)
	Durchfall nach Medikamenten	Cham, Rheum
	Entwicklungshemmung	Ac-phos (Q), Bar-c (K), Borax (K), Calc (K), Calc-phos (K), Nat-m (Q)
	Epilepsie bei Nesselsucht und Magendarmsymptomen	Kali-m (R)
	erbricht nach Ärger der Mutter (Säugling)	Valer (K)
	„habituell"	Aeth (K)
	Milch, will gleich wieder trinken	Aeth (F), Cina (Q)
	fürchtet Mißerfolg	Sil (Q)
	Fuß Supination zu stark	Lyc (G)
	geräuschempfindlich	Borax (Q)
	Harndrang, muß trippeln	Petros (N)
	geht ab nur bei Bewegung tags	Ferr (K)
	hustet, fingert am Genitale	Zinc (R)
	wenn zornig	Ant-t (F)
	Krämpfe nach Hungerstillen nachts	Hyos (Gi)
	lacht, wenn getadelt	Graph (Vg)

laufen kann spät	Calc (K)
lernt spät	Agar (K), Bar-c (K), Bor (K), Natr-m (K)
morden - das eigene Kind ?!	Plat (St)
nachts lustig und lebhaft	Cypripedium (V)
am Penis zerrt dauernd	Canth (L), Merc (L)
pünktlich aus Angst	Ars (Q)
Radfahrertyp	Lyc (Q)
riecht wie saure Milch, obwohl gewaschen	Psor (K)
schaukelt Oberkörper	Tarant
schielt beim Zahnen	Alum (F)
schlaflos durch Blähkolik	Senna (He)
nachts munter	Cypripedium (St)
schlägt	Ac-nitr (Q), Cham (KR), Cina (KR), Hep (Q)
schreit, wenn man freundlich	Sil (L)
gewohnheitsmäßig	Mag-c (Q)
jämmerlich	Puls (Q)
nur nachts	Jalapa (V)
quängelig	Cham (Q)
zornig	Sulf (Q)
in Schule unaufmerksam, schwach, Sommerwärme schl	Aeth (V)
Schwachsinn	Bar-c (K), Bufo (K), Calc (Q)
spielt mit eigenem Kot	Merc (Vg)

spricht spät	Nat-m (K)
unruhig, allein will nicht sein	Bism (V), Lac-c (V), Merc (V), Stram (V)
nur nachts	Jalapa (V)
unselbständig	Bar-c (K)
versteckt sich vor Fremden	Bar-c (K)
liebt Wasser	Phos (Q)
Wasserkopf, Krämpfe	Hell
Weißfluß, reichlich, schwächend	Caul (F)
will was und stößt es wieder weg	Staph
Kinn „kältendes Brennen"	Berb (J)
glaubt, sei zu lang	Glon (L)
Klumpen mit Flüssigkeit	Ant-c (L)
Knie Innenseite schmerzt bis Fuß	Coll (He)
jucken nachmittags	Fago (He)
-kehle brennt und juckt unsichtbar	Visc (He)
feucht	Carb-a (KR), Bufo (KR), Sep (Q)
linkes, Bandgefühl	Chimaphyla
unterhalb Schmerz	Lat-m
dürfen nachts sich nicht berühren	Sepia
Schleimbeutel	Kali-m (St)
-schmerz x Fußgelenk	Visc (Vg)
und Hüftschmerz kreuzweise	Mag-m (He)
strecken schl	Ant-c (KR), Calc-p (KR), Cocc (Vg), Med (KR)
wie nicht vorhanden	Stram

Knöchel jucken	Nat-m (K)
Knochenhautentzündung lange dauernd, feucht und nachts schl	Stillingia (D)
wo unbedeckt von Weichteilen	Mez (Q)
nach Verletzung	Symph (He)
Knoten, auch an Knorpeln und Sehnen	Calc-f (K)
- verletzung	Ruta (N)
Knochenschmerz auf Druck stellenweise	Mangan-acet (Vg)
wo Nähte	Calc-p (D)
wie von rauhem Instrument	Ac-phos (K)
wo unbedeckt von Weichteilen	Ac-nitr (F), Rhus-t (F) Sang (L)
berührt schwindet und wandert	Sang (L)
Vorsprünge	Rhus-t (F), Symph (V)
Knorpel Knoten, und Sehnen	Calc-f (K)
schmerzhaft	Arg-m (K)
Kochend in Adern überall	Am-mur (K)
Kolik nach Bauchoperation	Staph (F)
Därme wie Rad umgedreht	Sabad (F)
wenn Hämorrhoiden nicht mehr bluten	Nux-v (F)
Nabel eingezogen	Bar-c (F), Plb (F)
Kollaps mit kaltem Schweiß	Tab (F), Verat (F)
mit Kälte ohne Schweiß	Camph (K)
mit Krämpfen	Cupr (K), Verat (D)
plötzlich	Ac-hydroc (F), Camph (F)

danach schläfrig	Ant-t (F)
Zähne sichtbar	Camph (F)
Kopf wie abheben können	Therid (F)
einem andern, wie wenn gehörte	Therid
-bedeckung unerträglich	Glon (St)
wie bewegt innen	Paris
Blutandrang nach Ärger	Acon (Q), Bry (KR), Cham (KR), Staph (KR)
obwohl blaß	Ambra (Q), Ferr (KR), Glon (KR), Puls (K), Visc (M)
Kopf wie nach unten	Glon (R)
Nasenbluten bess	Brom (F), Meli (M)
Schwangerschaft	Glon (R)
Stuhlpressen	Aloe (KR), Bry (KR), Ferr (R), Nux-v (KR), Sulf (KR)
Wein, schon wenig	Carb-v (K)
Ekzem am behaarten, Berührung schmerzt wenn Schuppen ab	Staph (K)
stinkend, Absonderung unter Kruste	Vinca (F)
friert, obwohl warm anzufühlen	Arn (J), Laur (KR), Merc-j-r (KR), Tarant (KR)
gefühllos einseitig	Con (J)
wie gewichtslos	Momordica (He)
-haut berührungsempfindlich	Meli, Kali-n
Brennen	Meny

wie an Knochen angewachsen	Sinapis-n (He)
Kribbeln zum blutig kratzen	Alum (KR), Mag-c (He)
prickelnd warm	Vinca
rote schmerzende Stellen	Mang (K), Phos (K)
fast unverschieblich	Arn (J)
wie heiß, aber blaß	Ambra (KR), Ferr (KR), Glon (He), Puls (KR), Visc (M)
nach Schwindel	Aethusa
heiß, aber wird eingehüllt wegen Luftzug	Aur (K), Sil (F), Stront (F)
hinten wie Eisklumpen	Lolium-t (He)
elektr. Gefühl zum Scheitel	Cimic (Q), Lil-t (K)
Gänsehaut	Lolium-t (He)
wie zu groß	Bovista
wie hohl, Stirn wie Holz drin	Staph (K)
wie aus Holz	Ac-f
Schwindel zur Stirn	Senecio
kalt, wenn Hut fest aufgedrückt	Valer (J)
bei Stuhlgang	Angustura (J), Staph (J)
wie Tropfen, kalte	Cann-s (J)
wie Wind kalter innen	Cimic (Q)
wie in Kappe gepreßt	Berb
kleiner werdend, Gefühl wie	Grat (K)
Körper getrennt, wie vom	Daphne-i (Vg)
Kribbeln, Schlaf bessert	Cast (F)

links Kribbeln	Acon (J)
Pulsieren	Chin-s (Vg)
von Nebel wie eingehüllt	Cimic (Vg)
Pulsieren links	Chin-s (Vg)
rechts eisig	Calc (He)
Schauer blitzschnell zu Gliedern	Ailanthus (K)
plötzlich übel	Grat (J)
Kopfschmerz beim Abwärtsfahren	Calc-f (M)
wie auf und zuklappend	Cann-i (He), Cimic (M), Cocc (M), Spig (Q)
beim Aufwachen aus tiefem Mittagsschlaf	Carb-v (J)
durch Anstrengung, geistige, erst bess, dann schl	Calc-ar (K)
Augenanstrengung; benommen	Onosmodium (V)
wie auseinandergepreßt	Prunus (F)
wie ausgerissen, Bewegung schl	Cocc (J)
- bewegung im Liegen	Bar-m (K)
wie gewaltsam geschlossen	Cocc (J)
öffnen, erstes, bess	Cham (J)
wie zugezogen	Ac-nitr (J)
x Blähbauch	Stram (J)
blind, bleibend	Caust (F)
vorher	Gels (F), Iris (F), Kali-bi (KR), Lac-d (Q), Nat-m (F), Psor (F), Sars (KR), Sulf (Q)
blind n u r vorher	Psor (F)

wie drehend, alles lebendig drin	Petr (J)
dröhnend, bei Bewegung, geringster, ruckweise	Mag-c (J)
im Gehen	Verb (J)
beim Sprechen	Zinc (J)
x Durchfall	Podo (K), Sec (Q)
wie elektrische Schläge	Ferr-p (K), Strychn (F)
Essen schl trotz übergangener Mahlzeit	Cact (F)
mit Fallneigung nach vorn	Ferr-p (K)
mit Frostschauer, Lärm und während Erbrechen schl	Lachnanthes (V)
im Gehen wie kollernd bei jedem Tritt	Mag-s (J)
Gehirn wie ausgedehnt hier und da	Tarax (J)
mit Blei übergossen	Rhod (J)
wie erstarrt	Phos (J)
wie an scharfe Kanten abends	Sabad (J)
gegen Schädel drückend	Calc-p (J), Laur (J)
wie nach vorn gestoßen	Nux-v (J)
wie Wasser anschlagend	Dig (M)
Hämorrhoiden, wenn nicht mehr bluten	Coll, Nux-v (F)
x Hautausschlag im Winter x Husten	Psor (K)
hinten zum Auge links	Spig (St)
zum Auge rechts	Sang (M), Sil (St)
wie eingeschlagen etwas	Mosch (J)
morgens, Gesichtslage bess	Grat (K)

wie Nagen eines Hundes	Nat-s (K)
wie Nadel ein und aus	Dulc (J)
zur Nasenwurzel	Sars (M)
plötzlich	Ginseng
von rechts nach links kurz	Scilla (H)
wie Wasser, kochendes	Indigo (J)
wie Wind drin	Sabina (J)
Hitzewallung, warm einhüllen bess	Mag-m (F), Sil (F), Stront (F)
von innen nach außen schießend	Prunus (M)
Kämmen bess	Formica
kalten Umschlag wegnehmen schl	Ars (J)
Wasser, wie drüber	Cupr (R)
klopfend vom Bauch aus	Rheum (J)
vom Hals aus	Glon (N)
Kopf nach rechts werfen	Nat-s (J)
-rollen bess	Ac-phos (KR), Agar (KR), Cina (K), Kali-j (KR), Med (KR)
rückwärts gerichtet, Atmung behindert	Ac-nitr (J)
rück- und vorwärts bewegt; Hämorrhoiden	Lamium-a (F)
sehr vorsichtig getragen wegen Erschütterung	Glon (N)
Kugel wie von innen an Schädel anschlagend	Plat (J)

x kurzatmig	Ang (Q), Glon (He), Kali-br (Q)
wie lebendig drin, alles wie drehend	Petr (J)
im Liegen niedrig, innen wie ganz ausgespannt	Stront (J)
links, Auge tränt	Spig (Q)
wie kalte Tropfen	Croc (J)
morgens wenn Augen noch geschlossen	Nux-v (J)
Augenöffnen, erstes, bess	Cham (J)
Nasenwurzel wie Haut zu kurz	Bov (J)
Ohr zu Ohr	Bell (Q), Chel (KR), Heloderma (He), Hep (KR), Laur (KR), Pall (St), Plan (Q)
periodisch sonntags	Iris (M)
Pfeilnaht wie offen	Spig (M)
vom Plätten	Bry (F)
x psychischen Symptomen	Ars (K)
rechts, Auge tränt	Chel (Q)
wie Risse, flüchtige, tief innen	Selen (J)
ruckweise, wirft Kopf nach rechts	Nat-s (J)
wie von Salz wund innen vorn	Zinc-acet (He)
Scheitel wie abfliegen	Cimic (K)
wie ausgedehnt von etwas Weichem	Arn (J)
beim Gesicht verziehen	Spig (J)
links, dann Stechen Unterleib Frau	Borax (J)

Schläfe links statt Regel	Lob (Q)
rechts, stechend bis Stirn links	Bor (J)
seitlich wie eingedrückt	Kali-j (K), Merc (K), Mez (K), Nat-m (K)
Seitwärtssehen bess	Olnd (St)
sieht Flecken vorher	Iris (N), Psor (KR)
Stirn wie Blase platzend	Formica (He)
Krabbeln außen wie lebendig	Tarax (J)
wie Kugel, harte	Mag-s (J)
links wie heißes Eisen plötzlich	Grat (J)
wie innen bewegen	Stront (J)
rechts wie mit Finger	Stront (J)
wie von Salz wund innen	Zinc-acet (He)
wie Stein drin	Bell (J), Ruta (KR)
vergrößert, fest binden bess	Apis (Q), Arg-n (KR), Puls (Q)
verrückt werden	Cimic (F)
wie vorgedrückt gewaltsam	Ac-nitr (J)
wie Wasser drin, Mitternacht	Plat (J)
kochendes, innen	Acon (J)
an Schädel von innen	Dig (J)
wellenartig klopfend	Ant-t (J), Chin-s (Q), Dig (J), Ferr (J), Glon (K), Indigo (J), Lach (K), Sep (J), Zinc (J)
wie Wind durch	Aur (J), Cor-r (J)

x Wohlbefinden und Phantasie	Hyos (J)
wund stellenweise beim Betasten	Phos (J)
wie zerschnitten innen	Nicc (J)
bis Zunge bohrend, übel	Ip (Q)
wie zusammengepreßt mit Tuch	Asaf (J), Cycl (J)
Kopf schwitzt, aber wird eingehüllt wegen Luftzug	Aur (K), Sil (F), Stront (F)
seitwärts geneigt	Mygale
wie auf dem, stehend	Ac-phos (Hr)
wie Stöße durch beim Zusammenbeißen	Am-c
wie verdreht	Cicuta
wie vor- und zurückschwingen	Pall
Kopfverletzung macht Geistesstörung	Nat-s (D)
Körperteile glaubt, reden miteinander	Bapt (K)
überempfindlich x unempfindlich	Plat (R)
Krampfadergeschwür blutet auf Berührung, geringste	Mez (R)
mit dunkelrotem Hof	Aesc (K), Mez (R)
Krampfadern schmerzhaft während Regel oder Schwangerschaft	Mill
wund	Hamamelis (D), Puls (D)
Krämpfe mit Bewegung, merkwürdigen	Guaj (J), Tanacetum (J)
eckig	Cupr (F), Hyos (F)
wie mit elektr. Schlägen abends im Bett	Laur (J)
ohne Finger und Zehen	Cina (He)
wenn Gräte verschluckt	Cic (K)
bei Husten, Extr. blau	Cupr (KR), Dros (K), Ip (KR)

kalte Auflagen bess	Cupr (Q)
x Lähmungen	Stram
plötzlich	Ac-hydroc (V), Cupr (K), Strychn (KR), Verat-v (V)
durch Berührung, geringste	Strychn (V)
mit Blutandrang Kopf	Verat-v (V)
mit Kollaps	Ac-hydroc (V)
mit plötzlich wechselnden Erscheinungen	Cupr (K)
Pupillen ungleich, Blutandrang zum Kopf, bewußtlos	Lonicera (He)
Reiben bess	Sec (M), Phos (Q)
rund	Stram (F)
Splitter in der Haut	Cic (K)
Strecken bess	Nux-v (Q), Sec (M), Strychn (Q)
Strecker anfallweise	Cina (KR), Lach (He)
x Stupor	Bufo
Verdrehungen Glieder	Agar (Q), Cic (N), Sec (M)
Kränkung unverdiente, machte menschenscheu	Nux-v (G), Staph (K)
Kreislaufstörung heftige plötzlich	Glon (F)
Kreuz muß anlehnen	Kali-c (St), Nat-m (St)
wie auseinanderfallen, bei Gebärmutterblutung	Trill (He)
berührungsempfindlich	Colch (KR), Lob (St)
zum Fuß schießend	Kali-m (He)
wie kalter Fleck	Lyc (Q)

	kraftlos plötzlich	**Sulf (F)**
	wie lahm nach Coitus Mann	**Kali-c (M), Nux-v (F)**
	links wie überdreht	Meph (Schindler)
	bei Prostataschwellung	Aesc (Q)
	statt Regel	Lob (Q)
	-schmerz, erst aufrichten vor Umdrehen im Bett	Nux-v (Vg)
	bei Regelbeginn	Asarum
	nach der Regel	Aranea
	Stuhlgang	Adonis (Q), Berb (KR), Ind (KR)
Kribbeln	wandert	Mez (K)
Kropf	pulsierend	Calc-f (M)
	sticht, innen wie bewegt	Spong (He)
Kurzsichtig	nach Augenüberanstrengung	Carb-v (KR), Ruta (M)
Labien	dunkelrot	Coll
Lächelt	immer grundlos	Sumbulus(He)
Lachen	über Ernstes x Weinen über Heiteres	Anac (L), Plat (J)
	x Jammern	Verat (JG)
Lähmung	absteigend	Stroph (Q)
	aufsteigend	Con (Q)
	Beuger	Alum (K), Ars (Q), Colch (KR)
	nach Diphtherie, mit Überempfindlichkeit	Lach (R)
	einseitig, nach Hautausschlag gut	Copaiva (He)
	nach Epilepsie	Oena (Q)

	nach Hautausschlag gut	Copaiva (He)
	mit Muskelatrophie und Neuralgie	Plb (K)
	Schreck	Op (He)
	nach Zittern, org. Nervenleiden	Plb (F)
Lage des Körpers	Täuschung über	Pyrog, Sabad (KR)
Lampenfieber		Arg-n (K), Gels (L), Stroph (Q)
Lange Leitung	Schmerz	Alum (K), Cocc (K), Mang (K), Plb (K)
Lebensüberdruß	nach vielen Todesfällen	Ambra (K)
Lebergegend	Ausschlag, feiner	Sel (F)
	reiben Verlangen	Podo (St)
	links liegen zerrendes Gefühl	Arn (K), Bry (N), Card-m (K), Mag-m (K), Nat-s (K), Ptel (K)
	wie platzend beim Husten	Bry (K)
	Schmerz periodisch	Coll
	wie mit Strick zu Rücken gezogen	Plb (R)
Ledig	aus Menschenscheu nach Kränkung	Nux-v (G), Staph (Q)
Leistenbruchgefühl		Ac-sulf (He), Guaj (Q), Nux-v (D), Verat (D)
	links	Nux-v (K)
	rechts	Lyc (K)
Leistengegend	Ziehen bei Weißfluß	Coc-c
Lenden	wie auseinanderfallen bei Gebärmutterblutung	Trill (He)
	links Spannung morgens	Meph
	rechts Stiche, schnelle, zum Nabel, Atmen schl	Prun (J)

	rechts Ziehen	Erigeron
	-schmerz nach Samenerguß, Sitzen schl	Kobalt (F)
	zum Schambein	Elaps (Q), Mag-c (KR), Sabina (M)
	Steif, plötzlich kraftlos beim Bewegen	Sulf (F)
Lesen	Buchstaben wie anderswo	Agar (K)
	alle gleich aussehend	Convall (He)
	sich nähernd und entfernend	Cic (M)
	wie rot	Phos (F)
	Gedanken, Zudrang fremder	Ac-phos (JG)
	sieht schlecht, reiben bess	Carb-a (F)
	weit weghalten muß plötzlich, trotz Jugend	Arg-n (K)
Licht	ausgemacht?	Syph
Lider	auf und zu mehrmals schnell	Mygale (He)
	-knorpelgeschwülste	Bar-c (F)
	oberes, innerer Winkel Schwellung	Kali-c (Vg)
	rot chronisch	Ant-c (Q), Sulf (St)
	unter dem, wie Salz beißend	Verat (J)
	schmerzt wie von etwas Hartem	Viol-t (J)
Lieben	kann nicht mehr	Aur (K), Sep (K)
Liegen	Verlangen, aber schl	Nat-a (K)
Lippen	gefühllos, und Nase und Zunge	Nat-m (N)
	wie geschwollen	Bovista, Calc-f, Lactuca (KR)
	wund, nagt, obwohl schmerzt	Arum (K)
	stellenweise nach Erkältung, und Genitale	Dulc (K)

Luft frische, ungern, aber Erkältung bess	Cycl (K)
heiße, wie einatmen	Abrot (M)
schlucken	Asaf
Luftröhre wie gefühllos	Acon (J)
wie kalt	Cist (M), Menth-p (Q)
kribbelt bei Husten	Colch (J), Kreos (KR), Thuja (J)
wie verstopft, während Essen und Trinken bess	Rhus-t (J)
Völlegefühl	Lactuca (J)
wie wellenförmig Luft hoch	Lyc (J)
Luftwege samtartig	Ant-t
Luxation habituell	Calc-f (Vg)
Magen wie absacken	Apoc
berührungsempfindlich, äußerst	Ter (R)
Druck, mit Schmerz Rückrat genau dahinter	Chin-a (F)
wie Stein auf- und abwärts	Bar-c (J)
-grube wie eingezogen, tief Atmen schl	Dros (J)
wie nach hinten gezogen	Verat (He)
wie Kalk löschen	Caust (K)
wie kalter Stein drin	Acon (J)
Wasser drin	Caps (J)
Klumpengefühl sofort	Abies-n (K), Kali-bi (Vg), Kali-s (Vg)
1 Stunde nach dem Essen	Nux-v (K)
3 Stunden nach dem Essen	Kreos (K)
wie leer trotz Völlegefühl	Am-mur (J)

morgens schl, Psychisches abends schl	Puls (K)
pulsiert wenn an Essen denkt	Sep (R)
-schmerz wie abreißen etwas	Rhus-t (J)
Ärger	Carb-v (J), Coloc (KR), Staph (KR)
zum Arm, linken	Tab (R)
brennend-krampfend halbstündlich, lange Zeit	Ant-c (J)
Erbrechen schl	Sep (K)
nach Essen sofort	Abies-n (D), Kali-bi (L), Lyc (D), Nux-m (D)
muß Essen ständig	Anac (M), Raph (J)
wie Faden durchgezogen, reißend	Kreos (J)
periodisch schießend	Adonis (He)
schneidend heftig alle paar Minuten	Boletus-l (He)
nach Schreck	Calc (Q), Carb-v (KR), Ign (KR), Kali-c (Q), Mez (Q) Phos (Q)
stechend blitzartig schnell nacheinander	Meny (He), Sulf (Q), Thall (F)
wie wunde Stellen Speisen durchzwängen	Bar-c (J)
wie wundgerieben von Wolle innen	Hell (J)
Völle, ohne gegessen zu haben	Am-mur (KR), Ant-c (K), Arg-m (KR), Asaf (KR), Myrica (Q)
Stehen schl, liegen bess	Arn (J)
wie in Wasser schwimmend	Abrot (He)
wie gegen Wirbelsäule gepreßt	Arn
wimmelndes Wühlen	Cina (J)
wie Wurm drin	Cocc (J)

Mager oben trotz Appetit, Schweiß stinkt	Sanicula (V)
Mandeln Geschwüre, kleine, immer neue	Plb (L)
trocken	Lyc (L)
groß mit Taschen	Calc-j (F), Merc-j-f (Q) Sulf-j (Q)
grün belegt	Merc-cy (Q)
Venennetz	Bar-c (KR), Bar-m (KR), Brom, Ham (KR), Lach (KR)
Mastdarm Schmerz in Rückenlage	Aral, Chel (KR)
-vorfall bei Windeabgang	Ac-mur (N), Valer (KR)
Menschenscheu durch unverdiente Kränkung	Nux-v (G), Staph (K)
Milch gekochte, ungern	Bell, Phos (KR)
Milchabsonderung Junge	Merc (K)
Kind Schulbüchertragen	Puls (Q)
bitter schmeckend	Rheum (KR), Sabina (He)
-mangel nach Entbindung	Agn (K), Sec (K), Urt-u (K)
nach Schlafmangel oder Überanstrengung	Caust (K)
Milz vergrößert, schmerzhaft, Bewegung und links liegen schl	Ceanotus (V)
Mittelschmerz Frau	Bry, Cocc (StS), Ham (StS), Hydr (Q)
Morgens bess	Acon (StS), Am-mur (StS), Merc (StS), Phos (StS), Sang (StS)
Mund auf und zu schnell nacheinander	Mygale (V)
Ausschlag Pusteln gelbe Krusten, Bart verfilzt	Cic (F)
-entzündung geschwürig, stinkend, Kehle wie zu	Mancinella (V)

weißlich, dick, zäh	Kali-m (V)
feucht, aber Durst	Merc (N), Nat-m (N)
geruch während Regel	Caul (Q)
-geschmack bitter trotz Trinken	China (Q), Kreos (K)
schweflig	Ham (St)
-geschwür grau, wenig schmerzhaft	Kali-chl (V)
innen braune Flecke	Oena
rote Flecke	Oena
rohe Stellen wie Fleisch, und Nase	Arum (N)
trocken ohne Durst	Apis (N), Lach (N), Nux-m (N), Puls (N)
wie trocken, aber feucht	Acon (KR), Aeth (Q), Arum (Q), Bell (Q), Sulf (KR), Viol-t (KR)
-winkel rot von Speichel	Kreos (K), Sulf (K)
Schrunden schmerzlos	Condurango (V)
Musik bess trotz Geräuschempfindlichkeit	Aur (K)
Muskelatrophie mit Lähmung und Neuralgie	Plb (K)
-riß	Calendula (N)
-spannung, dehnen schmerzt erst, dann bess	Cimex (V)
morgens beim Erwachen, dehnen bess	Angustura (V)
Nabel Absonderung stinkend	Med
wie nach hinten gezogen	Plat (K), Plb (K)
-schmerz zum Brustbein	Ang (KR), Chin-s (KR), Pall

	Kolik, eingezogen	Bar-c (F), Plb (F)
	Kolik vor Weißfluß	Nat-c (J)
	schneidend vor Durchfall, heftigem	Gambogia (D)
Nacken	wie Lebendiges zum Kopf	Visc (He)
	links steif	Ars-j, Spiraea-u.
	mager, besonders nach Keuchhusten	Verat (F)
Nadelstich	erst spät gespürt	Alum (K), Cocc (K), Mang (K), Plb (K)
Nägel	fallen aus	Borax
	Furche, quere	Med (Vg)
	verunstaltet nach Verletzung	Ant-c (F)
	Warzen darunter, sehr schmerzhaft	Ant-c (F)
	Zeigefinger, gespalten bis zur Mitte	Ant-c (F)
Narben	beseitigen oder verhüten	Graph (F)
	eitern wieder	Crocus
	zu hart	Ac-fluor (Q), Ant-c (F), Graph (F)
	schuppend	Ac-fluor (Q)
Nase	brennt wenn leer	Aesc (K), Ant-c (K), Cist (K), Kali-bi (K)
	Erdbeer-	Lach (K)
	gefühllos, und Lippen und Zunge	Nat-m (N)
	wie größer, dann kleiner	Lach (J)
	Haargefühl	Hydr (Q)
	hinten wie weit	Elat

innen brennt wie glühende Kohlen	Led (J)
hinten juckt	Con (KR), Inula (KR), Merc (KR), Olnd (KR), Sil (F)
grüner Pflock morgens	Kali-bi (F)
Pfröpfe	Kali-bi (K), Sep (Q), Teucr (Q)
kalt und wund wenn ausgeschneuzt	Aesc (K), Ant-c (K), Cist (K)
sticht plötzlich	Rumex
kitzelt wie von Wind	Spig (J)
läuft wenn Blumengeruch denkt	Sabad (K)
rohe Stellen wie Fleisch, und Mund	Arum (N)
rot und knollig	Aur (F)
trocken wie von Staub	Verat (J)
Warzen	Thuja (N)
Nasenbluten wie Eiszapfen	Croc (N), Merc (N)
periodisch	Aranea (St)
dann Hämorrhoidalblutung	Nux-v
Junge spontan stark tagelang	Copaiva
x Regel	Melilotus
-flügel zittern	Ant-t (K), Lyc (K)
-labialfalte sehr tief	Aeth (N)
-löcher wie naß	Penthorum (He)
geschwollen	Ailanthus
prickeln, schneuzen bess	Ran-b (R)
-knochen wie auseinanderpressen	Lactuca (J)
-scheidewand Bläschen	Am-carb (KR), Crot-h (KR), Thuja (KR), Vinca (Q)

-spitze	wie abfallen	Bell (F)
	wie auseinanderpressen	Lactuca (J)
	juckt, nach Kratzen wieder	Ac-mur (J)
	und sticht bis Rachen	Rumex (R)
	Krabbeln wie von Insekt	Moschus (J)
	sticht wie von spitzem Haar	Sep (J)
	Zittern in der	Chel (J)
verstopft	links, dann rechts	Rhod
-wurzel	wie kalter Gegenstand bis Stirnhöhle	Cinnab (K)
	Splitterschmerz	Alum (Q)
Nesselsucht	nach Baden	Bov, Phos (KR), Urt-u (KR)
	Beschäftigung schl	Apis (F), Nat-m (F)
	im warmen Bett	Apis
	Durchfall	Bovista (O)
	Erdbeeren	Coff (Q), Fragaria (V), Histamin C 30 (RÖMER, KH 4/72), Nat-m (Q), Urt-urens (D)
	Krebse	Ter (D), Urtica-u (D)
	Quaddeln oben plötzlich kommend und verschwindend	Mag-c (M)
	an der See	Ars (K), Nat-m (K)
	unterdrückte	Urt-u
Neuralgien	abwärts	Hypericum (V), Kalmia (V)
	fein schießend	Cepa (R)

	gefühllos und kalt danach	Ac-oxal (V)
	x Herzschmerz	Bism (St)
	durch kalt waschen nach Erhitzung	Ferr (Q)
	mit Muskelatrophie und Lähmung	Plb (K)
	periodisch genau, naßkalt schl	Aranea (V)
	nach Verletzung; Berührung und Erschütterung	Hyp (V)
Nierengegend	wie brodeln	Berb (N)
-schmerz	abwärtsdrängend wehenartig	Chamomilla
	durch Erschütterung	Berb (N)
	vor Harnlassen	Graph (KR), Lyc (KR), Rheum, Thuja
	links stechend	Erigeron
	bis Magengrube	Acidum hydrocyanicum
	Rückenlage bess	Colch, Nux-v (KR)
-stein	Schmerz rechten Darmbeinkamm aufwärts und zum rechten Hoden	Dioscorea
Niesen	Blumengeruch denken	Sabad (K)
	Nase aber verstopft	Sticta (N)
Nystagmus	vorübergehend beim Schreiben	Thuja (He)
Oberbauch	rechts sticht vor Regel beim Einatmen	Con (J)
	Seiten schmerzen bei Durchfall	Rhod (Q)
	Schwächegefühl nach Harnlassen	Ars (J)
Oberlippe	wie Blut ausfließen, Berührung bess	Anis (J)
	sticht wie glühende Nadeln	Ars (J)
Oberschenkel	Ausschlag durch scharfes Regelblut	Kali-c (R)
	außen Schmerz bis Knöchel, drauf liegen schl	Phyt

innen wie lebendig	Meny (He)
Innenseite Ausschlag Knötchen	Graph (R)
brennt und juckt unsichtbar	Viscum (He)
rechts Krampf (Adduktoren)	Conv (He)
Innenseite Schmerz	Caulophyllum, Sabal
links frösteln	Ars-j.
Schauder, und Hodensack, Samenstrang Ziehen	Angustura (J)
vorn schmerzt in Schwangerschaft	Viburnum
Ödeme nach Blutung	Apoc (K), China (K)
x Durchfall	Apoc (K)
mit Durst	Apoc (K)
Ohnmacht bei Aufregung, geringster	Mosch (D)
Blähungen	Mosch (St)
demonstrativ	Tarantula
bei Erbrechen	Bism, Crot-t
-sgefühl bei Atemnot	Syph
nach Husten	Ars (KR), Coff (KR), Oena (Q)
durch Schmerz, geringsten	Hep (N), Mosch (D), Valer (Q)
Stuhlpressen	Cocc (KR), Verat (M)
nach warmem Bad	Apis (K), Lach (Q), Op (K)
zu wecken leicht	Ac-phos (N)
Ohr ausfluß schwarz	Naja
wie Blatt davor	Ac-sulf (He), Ant-c (KR)

Druck wie Trommelfell herausdrücken	Nat-s (J)
wie eiskalt, je wärmer im Bett wird	Merc (J)
-geräusch brüllend anfallsweise	Staph
klingend mit Schwindel beim Kopfheben	Nat-sal (Q)
wie kochendes Wasser	Cast (J), Dig (J), Lyc (J)
Lärm Straße bess	Graph (St)
wie ferne Stöße	Badiaga
heiß wie Dampf heraus	Canth (He)
ein Ohr, und rot	Alum (KR), Nat-p (Vg), Tab (KR)
links	Asaf (KR), Conv (He), Graph (KR), Jacaranda (KR), Spir-u (He)
innen eins wie heiß, eins wie kalt	Senega (J)
wie kollern etwas	Ruta (J)
Schmerz wie stumpfes Werkzeug hin- und herbewegt	Nux-m (J)
wie zusammengeschnürt	Dig (J)
juckt beim Lachen, Schlucken, Sprechen	Mang (Q)
Klirren wie zerspringende Glasscheibe abends im Einschlafen	Zinc (J)
-läppchen heiß	Camph (J), Merc (J), Nat-m (J), Olnd (J), Sabin (J), Sil (J)
rot	Camph (J), China (J), Merc (J)
wie platzen beim Schlucken	Cicuta
-schmerz nach Ärger, stechend	Cham (J)

wie Faden durchgezogen	Rhus-t (J)
mit Kältegefühl	Cepa (R), Mez (R)
zum andern Ohr	Bell (Q), Chel (KR), Heloderma (He), Hep (KR), Laur (KR), Pall (St), Plan (Q)
reißend Seitenwechsel	Chen-a (J)
Oxalatsteine	Calc. oxalicum
Penis Bändchen geschwollen	Cann-s (J), Canth (J), Sabina (KR)
juckt	Cann-s (J), Caust (J), Euphr (KR), Hep (J), Merc (J)
brennt innen	Berb
wie Glucksen bei Erektion	Graph (J)
von Kondylomen umgeben	Sep
wie Lappen nach Onanie	Calad (F)
-rücken dick, hart, rot	Sabina
Schmerz wie Hemd zu rauh	Zinc (J)
wie Schnitt längs	Anac (J)
-Wurzel, vergeht wenn Kreuz anlehnt im Stehen	Ign (J)
zuckend, wie Nerv gespannt und abgeschnellt	Thuja (J)
Periodisch jährlich	Ars (KR), Cench (KR), Tarant (KR), Thuja (KR), Urtica-u (St)
Pfeilnaht wie offen	Cocc (Q), Spig (St)
Pflichtbewußtsein wecken	Calc (G), Sil (G), Sulf (G)
sexuelles, in Ehe	Lach (G), Phos (G), Plat (G), Staph (G), Verat (G)

-gefühl quält	Arg-n (N), Aur (K), Ign (K), Lil-t (N)
Phantomschmerz brennt, Wärme bess	Ars (Q)
Planlos Denken dran schl, nachts bess	Med (V)
Plätschern im Leib	Arn (KR), Crot-t (M), Mez (KR), Nux-v (Q)
Polypen kommen immer wieder	Medorrhin
Portio blutet bei geringster Berührung	Ustilago
Prolaps Bücken schl, Sitzen und Stehen bess	Bell (D)
aus depressivem Anlaß	Ac-phos (F)
durch Druck, plötzlichen	Nux-v (F)
mit Händen muß pressen	Lil-t (He)
x Herzbeschwerden x Psychischen	Lil-t (K)
vom Magen aus	Lil-t (K)
morgens schl	Bell (Q), Nat-m (KR), Sep (KR)
schmerzhaft, falscher Tritt schl	Lappa (V)
Sitzen und Stehen schl	Sep (D)
bei Stuhlgang, hartem	Stann (F)
Weißfluß stark, wässrig	Fraxinus-a (V)
Prostataausfluß bei geringster sexueller Erregung	Con (He), Eryngium-a (He)
hart und sehr schmerzhaft beim Harnlassen	Copaiva
Schmerz bess bei Stuhl- und Urinlassen	Mag-c
-vergrößerung, Harnträuflen x -verhaltung	Jod (R)
Prüde	Puls (K)

Psychisches abends schl, Magen morgens schl	Puls (K)
Blutung schl	Sec (K)
x Gebärmuttersymptomen	Arn (K)
x Körperlichem	Arn (K), Ars (K), Cimic (K), Lil-t (K), Plat (K)
x Rheuma	Cimic (K)
Trauma; berührungsempfindlich, zerschlagen	Arn (V)
Psychose nach Kopfverletzung	Nat-s (D)
aber kann selbst schildern	Anhalonium (St), Cann-i (M)
Puls und Fieber gegensinnig	Pyrog (M)
fühlen schmerzt	Fago (He)
langsam abends, schnell morgens	Ars (L), Sulf (L)
tags, schnell nachts	Bry (L)
schnell beim Atemanhalten	Cact (K)
und Temperatur sehr gering	Kali-br (He), Lactuca (He)
wechselnd Frequenz (fließend, nicht „unregelmäßig")	Cocc (He), Con (He), Crot-h (He), Tab (He)
wechselnd Stärke	Ac-nitr (J), Agar (J), Apoc (J), Ars (J), Con (J), Crat (J), Lach (J), Laur (J), Plb (J), Senega (J), Stram (J), Valer (J), Vip (J),
Pulsieren links	Meny (Q)
Punkt an bestimmtem, glaubt nicht vorbeizukommen	Arg-n (KR), Kali-br (KR), Nat-m (Q)
Putzwut trotz Erschöpfung	Helonias

Rachen	aschfarben samtartig	Jod (K)
	brennt wie Fleisch gelöst	Bar-c (J)
	wie Dehnung von großem Ball bei Erbrechen	Anac (J)
	juckt wie von aufsteigendem halbflüssigem Körper	Spig (J)
	-schleim fließt von selbst	Cinnab (St), Cor-r (N), Hydr (K), Nat-c (N), Zinc (J)
	wie trocken trotz Schleim	Petr (R)
	wie weiß angestrichen	Ac-sulf (D)
Reaktion	auf Schmerz sehr verlangsamt	Alum (K), Cocc (K), Mang (K), Plb (K)
Rechnen	fällt schwer	Calc (G), Nux-v (KR), Syphilinum (Vg)
Rededrang	läßt schnell nach	Alum (F), Calc (F), Cocc (F), Kali-c (F), Nux-v (F), Sulf (F), Verat (F)
	x Stocken	Cann-s (J)
	Unbekanntes greift auf	Lach (K)
Regel	abends im Bett schwindet Drängen	Plat (J)
	wie bevorstehend immer	Plat (K), Puls (K)
	Binde unerträglich	Coff (K), Plat (K)
	wie dauernd	Nux-v (K)
	-eintritt bessert allgemein	Lach (St), Zinc (St)
	bessert heftigen Unterleibsschmerz	Mag-c (R), Mag-p (Q)
	fehlt nach Abstillen	Sep (K)
	Anstrengung	Cann-i (St), Cycl (KR), Nux-m (KR)

Ärger	Acon (St), Cham (KR), Coloc (KR)
Baden kalt	Acon (KR), Ant-c (St)
Furcht	Acon (D)
nassen Füßen	Puls (N)
stattdessen Husten, trocken	Copaiva (KR), Senecio (F)
früh, nur schwarze Klumpen	Jug-r (F)
stark, blutarm, verstopft, Weißfluß	Aletris (M)
Harnlassen, nur bei, fließend	Coc-c (Q)
hört plötzlich auf am 2. Tag	Coc-c
liegend nur fließend	Kreos (St)
scharf, macht Ausschlag Oberschenkel	Kali-c (R)
-schmerz mit Afterschmerz	Erigeron (He)
ums Becken herum nach vorn	Viburnum (He)
Druck bess	Castoreum (St)
wie mit Hand gepreßt	Gels (St)
Kaffee bess	Lach
mit Krämpfen von Fingern aus	Cupr (K)
zum Oberschenkel	Viburnum
vom Kreuz zum Schambein	Sabina (N)
kurz vorher, Regel spät, schwach	Goss (V)
kurz nachher, krampfend	Mercurialis (He)
plötzlich bis zu entfernten Teilen	Dios
quer	Cimic (N), Lil-t (St)
vom Rücken zur Oberschenkelinnenseite	Cham (St)

von Scheide zum Nabel, scharf schießend	Sabina (K)
während schwachem Regelfluß	Caul (Q), Mag-p (Q)
je nach Stärke der Blutung	Cimic (K)
stechend, tief, wie von Wunde	Murex (St)
unterbrochen	Caul (N)
vorwärtsbeugen bess	Cast (St)
schl	Lac-c (Q)
schwach, aber schwächend	Alum (St)
erst, dann stärker	Asaf (He), Kali-c (J), Kali-m (J), Mag-c (J), Mag-m (J), Nat-m (J),
schwarze Klumpen nur; früh	Jugl-r (F)
starke, sehr schwächend	Alet (M), Ip (K), Sabin (K), Trill (F)
in Stillperiode schon	Calc (K)
unterbrochen, dann Schmerzen, Klumpen, dann hell	Sabina (K)
solange schmerzhaft	Mag-c (M), Mag-p (Q)
Regen nur vorher schl	Hep (Q), Nat-s (V), Rhod (V)
Reizblase nach Ärger, unterdrücktem	Staph (K)
Reue wegen Kleinigkeiten	Sil (KR), Spiraea-u (He)
nachts plötzlich über alte Kleinigkeit	Spiraea-u (He)
nach Onanie	Staph (K)
schnell	Croc (KR), Olnd (KR), Pall (Q), Phos (Q)
Rheuma nach Anstrengung, Schweiß, Abkühlung	Rhus-t (F)
x Durchfall	Abrot (N), Cimic (KR), Dulc (KR), Kali-bi (KR), Nat-s (Q), Zinc (Q)
x viel Harn	Ac-benz (V), Led (K)

x Hautsymptomen	Crot-t (KR), Cupr, Staph (KR), Sulf, Urt-u, Zink
x Hautsymptomen x sonstigen Beschwerden	Crot-t (Q)
x Herzbeschwerden	Abrot (Q), Ac-benz (KR), Bry (Q), Cact (Q), Dios (Q), Kalmia (KR), Led (Q), Rhus-t (Q)
x Iritis	Puls (Q)
Kälte bess, obwohl kälteempfindlich	Led (K)
x Katharrh	Ac-benz (Vg), Kali-bi (K)
Knochenvorsprünge	Symphytum (V)
x Magenbeschwerden	Ac-benz (Vg), Ant-c (K), Kali-bi (KR)
x Nasenrachenraum	Cimic (Q), Kali-bi (Q), Phyt (Q)
naßkaltes Wetter, plötzlich schl	Dulc (F)
x Nesselsucht	Urt-u
x Psychischem	Cimic (K)
Regel je stärker, schl	Cimic (Vg)
x Schnupfen	Kali-bi
nach Schweiß, unterdrücktem	Rhus-t (K)
sobald Sturm losbricht, bess	Nat-s (V), Rhod (V)
zentrifugal	Kalm (N)
zentripetal	Ledum (N)
Rißwundränder schwarz	Lach (F)
Rohe Stelle, muß bohren und nagen obwohl schmerzt	Arum (N)
Rote Öffnungen, Ränder, Spitzen	Sulf (F)

Rückenschmerz	ausatmen schl	Guaj (Q)
	nach Enttäuschung, Wirbelsäule	Cimic (F)
	Lagewechsel bess, obwohl sonst Bewegung schl	Ac-oxal (K)
	x Weißfluß gußartig	Eupion (He)
Ruhe	schl, aber Unruhe schwächt, ruht wieder, usw.	Rhus-t (K)
Sachen	läßt fallen, wenn abgelenkt	Hell (F)
Samenerguß	schon bei Anblick einer Frau	Ac-picr (Q), Calad (K), Nux-v (KR), Sel (Q), Ust (KR)
	Annäherung	Arn (Q), Con (KR), Phos (KR), Sars (KR)
	Gefühl, aber kommt nicht	Dig (J)
	jede Nacht	Ac-picr (KR), Calad (J), Led (J), Nat-m (KR), Nat-p (KR), Tarax (KR), Thuja (J), Zinc (J)
	nachts mit Blut, dann matt	Ledum (Q)
	mit Traum, dann matt	Zinc-picr (R)
	schon wenn Rücken anlehnt	Ant-c (J)
Samenfluß	fehlt trotz großem Verlangen	Cocc (J)
	freudlos	Agar (K), Dios (KR), Guaj (Q), Phos (KR), Plat (J)
	wie heiß	Agar (K), Tarant (KR)
Samenstrang	geschwollen wenn sexuell unbefriedigt	Mag-m, Sars
	hart und wie zusammengeschraubt, und Hoden	Spong (F)
	heiß bei Samenfluß	Sabal

-neuralgie sehr schmerzhaft bei geringster Bewegung	Ac-oxal (F)
Ziehen, Hodensack und Oberschenkel Schauder	Angustura (J)
zum Oberschenkel, liegen schl	Rhod (J)
rechts, zur Oberschenkelinnenseite	Lactuca (J)
Satt nach Wassertrinken	Kali-m
Schädeldecke wie abgehoben	Viscum (Vg)
-basis wie bloßliegend in kalter Luft	Cimic
Schambein, hinter dem, nach Harnlassen wie verrenkt	Staph (J)
-haft	Puls (K)
-lippen wie geschwollen	Murex
Krampfadern	Card-m (KR), Coll, Paeonia
Schwellung varicös in Schwangerschaft	Carb-v (F), Lyc (F)
Schweregefühl	Murex
Schauder bei Aufstoßen	Sabad (J)
blitzschnell	Ailanthus
Gedanke kratzen auf Stoff	Asar (KR), Lolium-t (He)
nachmittags, Gänsehaut, draußen bess	Angustura (H)
vor plötzlichem Schwindel	Lach (J)
Scheide Ausschlag nesselartig	Ant-t (J)
Druckgefühl beim Bücken	Lyc
-jucken im Alter	Alum (Q)
nicht berührungsempfindlich, Bettwärme schl, Libido	Calad (V)
Ruhe schl	Fago (He)

warmes Wetter schl, und -brennen	Kali-bi (R)
von Würmern	Calad (F)
-krampf durch Kleiderdruck, geringsten	Plb (R)
links Stechen zur Brust	Alum (KR), Merc (L)
wie Lebendes kriecht nachts hinein	Merc
Schweregefühl	Elaps
Scheitel wie abfliegen	Cimic (F), Therid
wie kalt, wenn Hut fest aufdrückt	Valer (J)
wie offen	Carb-a (Q), Cimic (KR), Cocc (M), Sil (Q), Spig (M)
wie öffnen und schließen	Cann-i (K), Cann-s (Q), Cimic (M), Cocc (St), Lyc (Q)
Schiefhals nach feuchtkalt erkältlich	Dulc (F)
nach Haarschneiden	Bell (F), Glon (F)
Schielen durch Ermüdung	Agar (KR), Tab (Q)
Regelstörung	Cycl (F)
Schreck	Cic (K)
Würmer	Cina (F)
Schienbein Innenseite Berührung sehr schmerzhaft	Asaf (L), Mez (L), Sil (L)
Schläfenarterien geschlängelt	Hamamelis (Q)
-schmerz täglich zur selben Stunde	Kali-cy (He)
Schlaf bessert sehr, obwohl kurz	Ac-fluor (Q), Ac-phos (Q), Med (Q), Meph (Q), Phos (Q)
wenn tief	Camph (He)
nicht, trotz Schwäche	China (M)
Schlafen lassen, bittet und wenn sein Tod wäre	Vipera (J)

Schlaflos	abends durch Depression	Cimic (Q), Ign (KR), Kali-br (KR), Nat-m (KR)
	ohne Augen öffnen zu können	Carb-v (KR), Nat-c (He)
	aber Bewegung erleichtert	Kali-br (F)
	durch Figurenzählen	Ac-phos (L)
	Gedanken sexuelle	Caladium
	ganze Nacht, nachher nicht müde	Lolium-t (He)
	Gedanken, wartet auf Stundenschlag	Chin (K), Coff (K), Nux-v (K), Op (K)
	Gehirnerschütterung	Nat-s (Q)
	nach Heiterkeit, langer	Hyos (R)
	Idee, e i n e	Calc (L)
	Ideen, v i e l e	China (L)
	wie nach Kaffee, Frau	Cypripedium (M)
	Kribbeln	Calad (K)
	Scheidenjucken	Calad (K)
	unterbrochen frühmorgens, munter; morgens zerschlagen	Nux-v (K)
	Vollmond	Calc (Q)
Schläfrig	nach Kollaps	Ant-t (F)
	x munter	Caust (KR), Hyos (KR), Lach (KR), Murex (He), Sep (KR)
	x Schwindel	Ant-t (Q)
	wenn in warmes Zimmer eintritt	Convallaria (He)
	zu wecken aber leicht	Ac-phos (M), Hyos (Q)

Schläft ein	während antwortet	Arn (KR), Bapt (KR), Hell (Q), Hyos (KR)
	wie Tuch in Gesicht geworfen	Guaj (J)
Schleimhaut	berührungsüberempfindlich ohne Grund	Coc-c (V)
	Kältegefühl	Camph (D), Cist (St), Menth-p (Q)
	rohe Stelle, muß bohren und nagen obwohl schmerzt	Arum (N)
	trocken, außer der Scheide	Alum
	Verhärtungen, und Haut	Psor (K)
	-übergänge Warzen	Thuja (R)
Schlucken	nach Husten	Cina (Q)
	muß weil wie Zäpfchen auf Zunge	Croc (J), Lyc (J), Sabad (J), Sil (J)
Schlüsselbein	links unterhalb	Coc-c (KR), Con (KR), Crat, Therid
Schmerz	abwärts	Ac-benz (Vg), Bell (Vg), Kalm (N)
	angefaßter Teile	Bry, Caust
	Arbeit bess	Caust
	aufwärts	Ledum (N)
	Coitus bess	Sil
	Druck, nachträglich	Mang-acet (Vg)
	x Gefühllosigkeit	Ac-carb (Vg), Gnaph (V)
	Geräusche	Bell (Q), Cocc (KR), Coff (KR), Nux-v (KR), Therid (K)
	x Herzbeschwerden	Acon
	in Kälte, juckt in Wärme	Mez (K)

Kälte, tiefe, bess; Wärme, oberflächliche, bess	Aesc (K)
kalt waschen nach Erhitzung	Ferr (Q)
lange erst nach Anstoß gespürt	Alum (K), Cocc (K), Mang (K), Plb (K)
nach Mahlzeit, übergegangener	Cact (F)
mit dem Sonnenlauf	Cact (Q), Kalm (V), Sang (M), Spig (St), Stann (Q)
spricht viel davon	Mag-p (K), Nux-v (K)
Stellen, schmerzende, auf Berührung schwindend, beim Loslassen wieder da	Thuja (He)
stellenweise durch Liegen	Ruta (M)
überspringend	Ac-nitr (He), Arn (J), Bell (He), Caul (F), Cocc (He), Colch (K), Dios (KR), Kali-bi (K), Kalm (N), Lac-c (N), Mag-p (N), Mang-ac (N), Puls (J)
werden übertrieben	Cham (K)
unterbrochen	Caul (F)
Wärme, oberflächliche, bess	Aesc (K), Sec (K)
wellenförmig aufwärts, Bewegung erst schl, dann bess	Lach (K)
macht wütend	Ars (Q), Cham (K)
zusammenziehend, wo draufgelegen	Puls.
zweimal täglich	Verbascum (F)
Schnittwunde anfangs empfindlich	Staph (F)

Schnupfen	absteigend	Am-brom (StS), Am-carb (StS), Cepa (N), Justicia-a (StS), Kali-c (StS), Stict (M)
	beginnender, Nase verstopft, Atemluft wie kalt	Camph (D)
	dicke Fäden heraus, schmerzhaft	Cepa (K)
	fließend, aber wie trocken	Euph (St)
	Geruch aber erhalten	Lyc (Q)
	hinten nachts zäh, Kälte schl, Wärme bess	Cor-r (V)
	mild, Tränen scharf	Euphr (N)
	plötzlich fließend und aufhörend	Selen (He)
	scharf, Tränen mild	Cepa (N), Arum (K)
	eigener, stinkt	Sulf (Q), Sulf-j (Q)
Schreck	Bild noch gegenwärtig	Opium (K)
	bei glänzenden Gegenständen	Opium (Q)
	aus Schlaf aufschreckend aus Furcht vor epileptischem Anfall	Merc (J)
Schreien	bessert	Puls (R)
	möchte, aber kann nicht	Am-mur (Vg)
Schrunden	Absonderung gelb	Graph (St), Merc (KR)
	wässrig	Aloe (KR), Petr (Q)
	mit Entzündung und Verhärtung	Graph (K), Phyt (K)
Schulterblatt	rechts, Schmerz zwischen Wirbelsäule und	Helon (Vg)
Schulterschmerz	links zum Ellbogen, periodisch, vormittags	Spart-sc (He)
	rechts, x Hüfte rechte	Plantago
	nachts, Armheben schl	Sang (N)

	beim Schlucken	Caust (Q), Rhus.t (Q)
	zur andern Schulter, vorwärtsbeugen bess	Cann-i (Vg)
Schuppen	wie Kreide	Calc (Q)
Schüttelfrost	will gehalten werden	Gels (F), Lach (F), Sang (F)
Schwäche	nach Durchfall bess	Ac-phos (K)
	nach Erbrechen	Ant-t (M), Podo (Q), Verat (M)
	Essen bessert nicht	China (M)
	große, will ins Bett	Coca (V)
	nach Hämorrhoidalblutung	Hamamelis
	Schlaf bessert nicht	China (M)
	sexuelle und geistige, mit Depression	Agn (V)
	sexuelle und geistige, Samenfluß vorzeitig	Onosmodium (V)
	nach Stillen	Carb-a (F), Olnd (F)
	mit Überempfindlichkeit	China (Q)
	nach Weißfluß	Caul (J), China (R)
	gegen Wind gehen	Platin (He)
Schwächer	als denkt	Ars (L)
	denkt zu sein als ist	Phos (L)
Schwachsinn	sittlich haltlos	Bufo (He)
Schwangerschaftserbrechen	Milch ungern	Lac-d (K)
	nach sehr wenig Essen	Apomorphin

Schwebegefühl im Liegen	Asar (N), Sticta (N), Valer (N)
Schweigsamkeit x Erregung	Verat (K)
Schweiß ammoniakalisch riechend	Am-carb (L)
aufwärts	Arn (KR), Bell (KR), Euph (He)
Augenöffnen	Sambucus (F)
nur bedeckte Teile	Bell (N), Sil (F)
bei Erbrechen	Lobelia (M)
Herzklopfen	Agar (KR), Ars (KR), Hedera, Lach (KR), Merc
nur Kopfhaut, behaarte	Calc (F)
nur Kopf trocken	Rhus-t (K)
sehr reichlich, und Speichel	Jaborandi (M)
stinkt sehr!	Tellur
x trockener Haut	Nat-c (Vg)
will zudecken	Nux-v (K), Rhus-t (F), Samb (F)
Zwiebelgeruch	Lyc (M)
Schwellung prall, hängen und Kälte schl	Vipera
Schwerhörig für Geprochenes weniger	Ign (He)
für tiefere Töne	Chen-a (He)
vorübergehend	Gels (L), Mag-m (KR), Sil (KR)
Schwertfortsatz druckschmerzhaft	Phos
Schwindel bei Anstrengung, geistiger	Nat-m (N)
im Bett wie forttreiben, Kopf still	Ac-phos (K)

wie schwimmend	Lactuca (J)
wie zur Zimmerdecke gehoben	Con (R)
Bilder, Phantasie-, wie schwankend	Zinc (J)
drehend, wenn Arme hebt	Bar-c (J)
wie Gehirn gedreht	Nux-v (J)
wie Luftzug dadurch gespürt	Moschus (J)
im Dunkeln	Agar (KR), Alum (N), Arg-m (F), Arg-n (KR), Stram (KR), Zinc (M)
in engen Straßen	Arg-n (N)
wie herumgewirbelt	Con (N), Cycl (N), Mosch (N), Puls (N)
mit Herzklopfen	Iberis (V)
wie höherwerden, der Stuhl	Phos (J)
Kopfdrehen nach links	Coloc (N)
Kopfheben mit klingendem Ohrgeräusch	Nat-salicyl (Q)
Kopf schnell bewegen bess	Agar (KR), Staph
wie nach hinten	Ac-phos (J), China (J), Led (J)
wie nach rechts	Ferr (J)
wie nach vorn	Ac-phos (J), Calc (J), Cupr (J)
wie vor- und rückwärts sinkend	Ac-phos (J)
beim nah und dann fern Fixieren	Conium
Nasenbluten bess	Brom (R)
wie rückwärts-, obwohl vorwärts geht	Sil (J)
x Schlafsucht	Ant-t (F)

	wie schwankende Phantasiebilder	Zinc (J)
	wie schwimmend	Ac-oxalicum
	beim Sehen abwärts schon an der Nase	Spig (K)
	Sehfehler, Brille bess	Puls (K)
	sexuelle Überanstrengung	Ac-phos (KR), Con (F), Sep (KR)
	weckt nachts	Nux-v (F)
	im warmen Zimmer, sonst Kälte schl	Arg-m (K)
	wellenförmig	Senecio
Seeklima	bess	Med (KR), Nat-m (Q)
	schl	Nat-m (Q)
Sehnen	Knoten	Calc-f (K), Ruta (K)
	Anstrengung	Ruta (K)
	traumatisch	Ruta (V)
Seitenwechsel	symmetrisch wiederholt	Lac-c (N)
Selbstgespräche	im Alter	Stram (F)
	-kritik x -täuschung	Anac (K)
	-mordgedanken ohne Grund	Jod (K), Nat-s (K)
	-vertrauen zuwenig x zuviel	Agn (J)
Sepsisfolgen		Pyrogenium
Sexuell	Abneigung, obwohl erregt	Cann-s (Q), Phos (K)
	gegen Reize	Sabad (Q)
	enthaltsam durch:	Alum (G), Caust (G), Con (G)
	erregt, aber Abneigung gegen Koitus	Cann-s (Q), Phos (K)

Berührung, jede	Lac-c (Q), Murex (N), Orig (N), Phos (Q), Strychn (He), Zinc (N)
Frau, bei Gebärmutterblutung	Murex (M)
Spulwürmer	Sabad (K)
aber impotent	Caladium (M)
Mann stellt kleinen Mädchen nach	Caust (G), Phos (G), Plat (G), Verat (G)
wenn als Soldat nicht zuhause	Kali-br (R)
seit Onanie fehlt Erregung	Agn (K)
aus Phantasie nur	Canth (K), China (G), Con (G), Hyos (Q), Lyc (G), Nux-v (G), Phos (Q), Plat (G), Sec (Q)
ohne Phantasie und ohne Erektion	Meny (He)
homo-, After	Calc (G), Plat (G)
lesbisch	Calc (G), Plat (G)
nackt ausziehen nach Erwachen	Hyos (G), Phos (G)
schlafengehn	Merc (G), Puls (G), Sulf (G)
pervers	Agn (K), Plat (K)
Mann in der Ehe	Caust (G), Plat (G)
Pflichtbewußtsein in Ehe wecken	Lach (G), Phos (G), Plat (G), Staph (G), Verat (G)
Reize, Abneigung gegen	Sabad (Q)
schamlos	Bell (G), Hyos (G), Phos (G)
sexuelles Verlangen, aber glaubt, Frau schonen zu müssen	Camph (G)

Trunkenheit, Sexuelles verhindern	Calc (G), Caust (G), Con (G), Nux-v (G)
unkoordiniert Funktionen Mann	Calad (K)
Verlangen hat plötzlich aufgehört	Con (F)
Frau	Apis (Q), Con (F)
sehr vorsichtig Frau	Puls (K)
Sieht anderswo als es ist	Agar (K)
besser bei Dämmerung (zentraler Star)	Aurum (Q)
war kurzsichtig	Aesc (He), Raphanus (He)
seitlich	Jaborandi (M)
Buchstaben sich nähern und entfernen	Cic (M)
rot beim Lesen	Phos (F)
doppelt mit nur einem Auge	Merc-c (L)
im Dunkeln gut	Valer (He)
feurige Flocken in großen Bogen fliegen	Zinc (J)
Flecken vor Migräneanfall	Iris (N), Psor (KR)
sehr groß Nahes, Angst; nach Kaffee weg!	Laur (He)
leuchtende Scheibe mit dunkler Mitte	Thuja (He)
Licht bei Husten	Kal-m (F)
Niesen	Kali-m (F)
schlecht nach Blutverlust	Chin (Q), Phos (Q)
wie wenn lange ins Helle gesehn	Bell (KR), Oxytropis (He), Solanum-n (KR)
beim Lesen, reiben bess	Carb-a (F)
Sterne wie Raketenschauer	Aur (K), Calc (K)
trüb, das kommt und vergeht plötzlich	Jaborandi (M)

periodisch	Cactus
Zacken	Cann-s
Singultus aus geringstem Anlaß	Ac-sulf (F), Cajeputum (F)
nach Bauchoperation	Hyos (F)
sehr oft	Lobelia (J)
nach Stillen	Teucr (F)
nach Trinken kalt	Ars (K), Puls (F), Thuja (KR)
warm	Verat (KR), Stram (F)
Sitzt mit Damm wie auf Ball	Cann-i (St), Chim (St)
Sklera gelb mit braunen Punkten	Kali-bi (L)
Skotom zentrales, bei Opticusatrophie	Botulismus, Chin-s, Jaborandi, Oleander, Phos, Tab
Sohlen Ausschlag korallenrot	Cor-r (V)
brennen, aber Füße kalt und feucht	Sil (F), Sulf (KR)
schmerzen nach kalt Baden	Ant-c (Q)
Sonnenbrand empfindlich Gesicht	Ac-nitr (Q), Fago (Q), Hyp (Q), Nux-v (Q), Sep (Q), Sulf (Q)
Speichelfluß anfallsweise	Ign (KR), Lach (K)
kalt	Cist (M)
viel, muß ausspucken weil ekelt	Spig (J)
und Harn; Stuhl wenig, schmerzhaft	Colch (F)
sehr, und Schweiß	Jaborandi (M)
Speisen nur erste, schwer zu schlucken	Baptisia
Speiseröhre brennt, trocken, nur Zucker bess	Bell (L)
sehr empfindlich wenn etwas geschluckt	Ant-t (J)

hinten wie weit	Elaterium
kalt	Cist (M), Meny (He)
wie Luft drin	Meph
rechts wie gefühllos	Primula-v (He)
Sprachlos vor unterdrücktem Ärger	Staph (K)
Sprechen muß langsam wie weil Mund zusammenzieht	Cocc (J)
regt sehr auf	Ambra (He)
schwierig, wie Kehlkopf zuwenig beweglich	Ac-sulf (J)
Spreizkrampf	Glon (F), Ign (F), Sec (F)
Spricht über seine Krankheiten gern	Mag-p (K), Nux-v (J)
nicht gern	Puls (K)
mit Person, eingebildeter	Hyos (K)
unbedacht	Bov (J), Calad (J), Hyos (J)
Unsinn zwanghaft, aber weiß das	Cimic (F)
Spuckt an und lacht drüber	Cupr (JG)
Star grauer, nach Ausschlag, unterdrücktem	Sulf (Q)
nach Entzündung	Cann-s (Q), Euphr (Q)
Regel fehlt	Puls (Q)
grüner, Lichtscheu, heiße Tränen	Bry (Q)
Stechen feines, hier und da	Laur (He)
links x rechts	Stann (He)
schnell hintereinander	Meny (He)
flüchtig juckend hier und da	Euphr (He)
wie heiße Nadeln	Agar (K), Ars (K)

Steif nach Angst oder Erschöpfung, passiv beugen lockert	Cocc (K)
Steißbeinschmerz schneidend	Canth (KR), Phos (Q)
Sterben glaubt zu müssen, Angst	Acon (K), Ars (K), Moschus (K)
Angst fehlt	Agn (L), Apis (F), Hell (K)
Sterilität Regel stark	Mill
Sternocleidomastoideus schmerzhaft und steif, Bewegung schl	Lachnanthes (V)
Stimme eigene, unerträglich	Ac-mur
überanstrengt, Hals brennt	Phyt (N)
überschnappend	Arum (D), Graph (Q), Stram (D)
Verlust der, durch Anstrengung	Arg-m (F), Carb-v (KR)
nach Kropfoperation	Caust (Q)
vor der Regel	Syphilinum (Q)
Stimmungswechsel sehr groß	Tarant (He)
Stinkt nach verbrannten Federn	Thuja (Q)
sehr	Pyrogenium, Tell
Stirn Ausschlag juckend nässend	Sars
gelbe Flecke	Caul, Sep
wie Haar mitten drüber	Grat (He), Laur (He)
innen wie kalt	Cistus
kühl im warmen Raum trotz Schweiß, warm draußen	Laur (K)
Strohfeuerbegeisterung	Phos (Vg)
Stuhl blutig - statt der Regel	Graph (KR), Ham (KR), Ust (He), Zinc (KR)

	blutig-dunkel, Schmerz zum Oberschenkel	Rhus-t (F)
-drang	andauernd, obwohl leer	Lil-t (K)
	aufhörend beim Versuch	Anac (F)
	wie Durchfall, vergeblich	Ant-c (J), Bell (J), Meph (J), Nat-m (J), Staph (J)
	beim Kaltwerden	Dulc (Q)
	bei kaltem Luftzug	Grat (K)
	Klosettgehen Kind zu schüchtern	Graph
	nachträglich, besser durch nochmals wenig Stuhl	Nux-v (Q), Rhus-t (Q)
	wie reichlich, aber wenig Stuhl	Sabad (J)
	schmerzhaft, nur Schleim	Canth (L), Merc-c (L)
	nach Trinken, nur Schleim	Caps (R)
-gang schwer,	Angst, es zerreißt etwas	Apis (K)
	je mehr sich anstrengt	Nux-v (K)
	in Anwesenheit anderer	Ambra
	obwohl durchfällig	Meph (He)
geht ab,	nachdem erfolglos gepreßt	Agar (N), Arg-n (N)
	obwohl hart	Aloe (KR), Caust (K), Coloc (KR)
	unangenehme Überraschung	Gels (K)
	wenn Wasser fließen hört	Lyssa (K)
	hart wie Stein	Coll
Kitt am After		Alum (N), Plat (N)
Schabsel		Canth (N), Colch (N)

Schleim, nur, schmerzhaft	Canth (L), Merc-c (L)
tassenweise	Graph (K)
nach Trinken	Caps (R)
seifenwasserartig	Ac-benz (K)
wie Spinat, gehackter	Acon (D), Arg-n (KR)
wie verbrannt	Bry (N), Carb-a (Q)
weich erst, dann fest	Nat-s (J), Nux-v (J), Plat (J), Sabina (He)
weich und hart gemischt	Nux-v (J)
mit weißen glänzenden Körnchen	Jod (R), Mez (R), Phos (R)
wenig und schmerzhaft, Harn und Speichel viel	Colch (F)
zurückhalten bess	Calc (Q), Sil (Q)
Tätig obwohl erschöpfend	Calc (Q)
ungern, aber bess	Lyc (Q)
Tanzen will zeigen	Tarantula
Taub nach Grippe	Gels (Q)
nachts plötzlich	Elaps (He)
Taumelt im Dunkeln	Agar (KR), Alum (St), Arg-m (Q), Arg-n (KR), Stram (KR), Zinc (St)
Tic Berührung schl, zudecken bess	Agar (R), Ars (R), Mag-c (R), Mag-p (R)
Todeserwartung mit Angst	Acon (K), Ars (K), Mosch (K)
ohne ernste Beschwerden	Mosch (K)
ohne Angst	Agn (L), Apis (F), Hell (K)
freudig	Stram (JG)

	Stunde sagt voraus	Acon (KR), Aloe (K), Arg-n (KR), Coff (F), Hell (K)
Tränen	bei Gesichtsschmerz	Plantago, Verb (Vg)
	heiß	Cedron
	links	Spiraea-u (He)
	viel, körperlich und seelisch	Puls (N)
Traum	brennende Blasen, weil Arme brennen	Cast (J)
	Eichel bricht ab, wenn Harn lassen will	Kreos (J)
	Fortsetzung nach Wiedereinschlafen	Calad (K)
	hält für Wirklichkeit	Anac (J)
	Zunge übergroß	Tab (J)
Trauma	psychisches; berührungsempfindlich zerschlagen	Arn (V)
Trinken	kalt Verlangen, aber Schüttelfrost	Rhus-t (K)
	warm schl, aber äußere Wärme bess	Sars (K)
	Wasser wie außen am Hals herunter	Verat (K)
Trinkt	Wein um geistig arbeiten zu können	Hep (G)
	um zu gesunden wieder	Con (G)
	Alkohol heimlich	Sulf (G)
	nach Kränkung	Op (G)
	aus Kummer und Sorge	Nux-v (G)
	um Magen zu stärken	Con (G)
	um sich sexuell zu stärken	Staph (G)
	gern süß	Mag-c (G)
	nach Todesfall	Caust (G)

Trinker	Abneigung gegen Personen, bestimmte	Calc (G)
	Alkohol schon wenig	Nux-v (G)
	Verlangen starkes	Nux-v (G), Sulf (G)
	allein ungern, außer Familie	Nux-v (G), Lyc (G)
	Angst um die Gesundheit	Staph (G)
	Anstrengung geistige schl	Calc. (G)
	Arbeitslosigkeit	Nux-v (G)
	Arzt will keinen	Nux-v (G)
	beleidigend	Hep (G), Nux-v (G), Petr (G),
	Beleidigung schl	Op (G)
	boshaft	Ars (G), Calc (G), Lach (G)
	Eifersucht	Ars (G), Hyos (G), Lach (G), Nux-v (G), Puls (G), Staph (G)
	erregt, überempfindlich, Krampfneigung	Absinth (V)
	Flattergeist	Chin (G), Ip (G), Nat-m (G), Verat (G)
	fröhlich	Coff (G), Op (G)
	fürchtet Geisteskrankheit	Calc (G)
	furchtsam	Puls (G)
	geistig arbeiten zu können	Hep (G)
	Geiz nur gegen Familie	Nux-v (G)
	wechselt mit Verschwendung	Calc (G), Lach (G), Merc (G), Sulf (G)
	Gesundheit will wiederherstellen	Con (G), Puls (G)
	gleichgültig	Caust (G), Con (G), Op (G)

heimlich	Sulf (G)
heiter	Coff (G), Op (G)
Hilfsbereitschaft Mangel	Calc (G)
impotent	Nux-v (G)
intelligent	Calc (G), Sulf (G)
Intelligenz Mangel	Caust (G), Con (G)
kalt	Con (G)
Komödie	Bell (G), Stram (G)
Krämpfe	Bell (G), Nux-v (G)
kriminell	Ars (G), Hep (G)
Kummer Verlust geliebter Menschen	Caust (G)
Lebensüberdruß	Con (G)
leichtsinnig	Agar (G), Arn (G) Lach (G), Merc (G), Puls (G), Sulf (G)
lügt	Calc (G), Nux-v (G), Sulf (G)
Mädchen Ehewunsch	Caust (G)
Magen will stärken	Con (G), Puls (G)
Mord	Hep (G), Lach (G)
mürrisch	Caust (G), Hydr (G), Lach (G), Nux-v (G)
Nackt ausziehen sich	Hyos (G)
Neid	Calc (G), Lach (G), Nux-v (G), Puls (G), Sulf (G)
Onanie	Staph (G)
Pflichtgefühl Mangel	Calc (G), Sulf (G)
Rachedurst	Ars (G), Calc (G), Lach (G)

Raucher	Caust (G), Lach (G), Nux-v (G), Sulf (G), Staph (G)
rechthaberisch	Caust (G)
redet viel	Caust (G), Hep (G), Lach (G), Mag-c (G), Petr (G)
reisen	Sulf (G)
reizbar	Hep (G), Nux-v (G)
rührselig	Caust (G), Op (G)
schlaflos	Coff (G), Nux-v (G)
schläfrig	Bell (G), Op (G)
schreit	Caust (G), Hyos (G), Ign (G), Stram (G)
Schwangerschaft	Nux-v (G)
Selbstmord erdolchen	Ars (G), Nux-v (G)
erhängen	Ars (G)
erschießen	Nux-v (G)
ertränken	Nux-v (G)
herabstürzen	Bell (G)
vergiften	Ars (G)
sexuell erregt	Canth (G), Caust (G), Chin (G), Nux-v (G), Phos (G)
Enthaltung schl	Con (G)
Phantasien	Nux-v (G)
überanstrengt	Staph (G)

Sorge	Nux-v (G)
Spuckt oft	Nux-v (G)
stehlen	Calc (G), Caust (G), Sulf (G)
still	Sulf (G)
Streit	Lach (G), Mag-c (G), Nux-v (G)
stumpfsinnig	Op (G), Stram (G)
tadelt andere	Hep (G)
sich selbst	Merc (G)
tätlich	Bell (G), Hep (G), Hyos (G), Lach (G), Nux-v (G), Sulf (G), Verat (G)
sonst sanft	Nux-v (G), Sulf (G)
Totschlag	Bell (G), Hep (G), Hyos (G)
traurig	Mag-c (G), Nux-v (G), Puls (G), Staph (G)
triebhaft	Caust (G)
Ungewohntes sagt oder tut	Bell (G), Lach (G), Sulf (G)
unzufrieden	Hep (G), Merc (G)
verfolgt andere	Ars (G)
glaubt sich	Staph (G)
Verschwendung	Calc (G), Caust (G), Nux-v (G), Sulf (G)
außer Familie	Nux-v (G)
wechselt mit Geiz	Calc (G), Lach (G), Merc (G), Sulf (G)
aus Prahlerei	Calc (G), Nux-v (G), Puls (G)

weinen	Caust (G), Op (G), Puls (G)
willensschwach	Calc (G), Caust (G), Petr (G)
wortkarg	Lach (G), Mag-c (G)
zerstören	Bell (G), Verat (G)
Zorn	Hep (G), Nux-v (G)
Trommelfell weiß	Graph (F)
Tut Gegenteil von dem was will	Agar (K), Anac (J), Mag-c (J)
Übelkeit anfallsweise, muß aufsitzen trotz Schwäche	Raphanus (J)
an Arbeit denken	Bor (K)
Augenanstrengung	Jaborandi (He)
Erbrechen bessert nicht	Dig (KR), Ip (Q), Sang (KR)
nach Freude auch	Kali-c (J)
wenn Hände in warmes Wasser	Phos (K)
nach Kopfschmerz	Cocc (N)
vor Kopfschmerz	Bry (N), Ip (Q)
Liegen bess	Bry (K), Colch (Q), Ip (Q), Rhus-t (J)
schl	Mag-m (J)
nachts 2 Uhr	Chin-a (K), Indigo (KR), Sep (KR)
beim Niesen	Hell (KR), Lolium-t (He)
plötzlich; Kopf Schauder	Grat (J)
weckt auf	Ferr-p (K)
vor Schwindel mit Rückwärtsfallen	Sars (J)
x Stuhldrang	Scilla

	Treppe abwärts	Nat-s (J)
	nach Waschen	Bry (KR), Zinc (J)
	beim Zähneputzen	Coc-c (M)
	zentral	Apom (F), Bell (F), Cytis (Q), Glon (F), Hell (Q), Op (F), Rhus-t (F)
Überanstrengung	kurz	Rhus-t (L)
	lange	Ars (L)
Überempfindlichkeit	x Gefühllosigkeit	Plat (Q)
	gegen Gerede der Leute	Am-carb (K), Staph (Vg)
	stellenweise	Bufo (K)
	x Unempfindlichkeit, Körperteile	Plat (R)
Überraschungen	plötzliche, schl	Coff (N)
Undankbar		Sulf (K)
Unempfindlichkeit		Op (K)
	x Überempfindlichkeit Körperteile	Plat (R)
Unentschlossen	nur anfangs	Lyc (F), Sil (F)
Ungewohntes	schwer, besonders morgens	Agar (K)
Unordnung	wird nicht vertragen	Ars (K)
Unruhe	muß ablenken durch Beschäftigung	Arg-n (F), Ars (K), Jod (K)
	im Alter	Bufo (K), Stram (F)
	aus Angst, obwohl erschöpft	Ars (K), Jod (K)
	aus Bett treibend, aber Arbeit ungern	Lactuca (J)
	Gehen bessert Angst	Kali-j (K)
	muß, obwohl erschöpfend	Ars (K), Jod (K)

	durch Hunger	Jod (M), Kali-c (F)
	innere, wie wenn sich Teile bewegten, auch in Ruhe	Kreos (F)
	wegen Pflichten	Arg-n (N), Aur (K), Lil-t (N)
	mit Schwäche anfallsweise	Ip (K)
	dauernd	Ars (K)
	aber Ruhe schl, bewegt sich wieder, usw.	Rhus-t (K)
	Wechsel bess	Rhus-t (K)
Unsaubere	Frau	Am-carb (G)
	stört ihn nicht	Sulf (K)
Unterarme	wie zu groß	Aranea (He)
Unterkiefer	bewegt seitwärts ohne Berührung	Bry (K)
Unterleib	wie abwärtsdrückend am Ende des Harnlassens	Ac-phos (J)
	wie hochgedrängt im Sitzen	Ferr-j (He)
	kalt, Stuhl schießt heraus, schaumig	Grat (D)
	Schmerz wie Därme herausfallen	Ran-b (J)
	krampfend plötzlich sehr heftig	Viburnum (M)
	zur Lendengegend	Carb-v (KR), Sabal (He)
	links, tief atmen schl	Cimic (Q)
	nach oben	Sabal (He) (vgl KR Magen und Nabel)
	schneidend vor heftigem Durchfall	Elat (D)
	stechend wie elektrisch	Cann-s (KR), Kreos (He)
	schnell hintereinander	Meny (He)
	Wallung zum Herzen	Sep (R)

Unterleibsschmerz (Gebärmutter)	Arme heben	Aur (K), Graph (KR)
	Herzklopfen	Conv (N), Lil-t (F)
	Herzschmerz	Conv (St), Lil-t (KR)
	krampfend wenn Kind anlegt	Cham (K), Puls (K)
	nach Regel	Mercurialis (He)
	vor Weißfluß, beugen bess	Mag-c (R)
Unterlippen	innen Bläschen, Leberschmerz	Mag-m (Vg)
	brennt, gefühllos	Illicium (He)
	wund	Ign (H)
	Lebendiges wie drin abends	Cast (J)
Unterschenkel	wie lahm	Cann-s
Unverstanden		Aur (Q), Ign (Q)
Unwahrhaftig		Acon (F), Mosch (F), Op (KR), Verat (KR)
Veitstanz	mit Gefühllosigkeit und Wundheitsgefühl	Cimic (K)
	gekreuzt	Agar (V), Tarant (V)
	auch im Schlaf	Phos (Q), Stychn (He)
	vor Sturm	Rhod (K)
Vena saphena	schmerzhaft	Calc-f
Venen	bläulich durch blasse Haut scheinend	Ferr (He)
	hart, kleine	Carb-a (K)
	Kapillaren schwammig	Millefol (K)
	-schmerz in Schwangerschaft	Millefol (K)
Verantwortungsgefühl	sehr gesteigert	Aurum (K), Aurum-j.
Verbirgt	Zu- und Abneigungen, nur mit Intellekt Kontakt	Aur (K)

Verblüfft		Ign (F)
Verdreht	alles, was gesagt wird	Ign (K)
Verfolgen	andere	Ars (G)
Vergessen	fürchtet, daß etwas wird	Lyc (K)
	glaubt, etwas zu haben	Calad (K)
	kurz Zurückliegendes; Neigung zu Halluzinationen	Cann-i (V)
Vergrößerungsgefühl	enorm	Bov (Q), Cann-i (Q)
Verhärtung	nach Quetschung	Ruta (K)
	Stoß	Con (N)
Verletzung	Zerschlagenheit nur örtlich, Berührung schl, Ruhe bess	Bellis (V)
Verspätet	alles	Puls (N)
Verstopft	nach Operation	Op (M), Staph (M)
	spastisch, vor der Regel, mit Afterkrampf	Lach
	wohler	Calc (Q), Sil (Q)
Visionen	bei offenen Augen	Acon (L), Stram (L)
	in der Dämmerung	Berb
Völlegefühl	ohne gegessen zu haben	Am-mur (KR), Ant-c (K), Arg-m (KR), Asaf (KR), Myrica (Q)
Vorhaut	innen wund	Alum (J)
	Kribbeln	Mercurialis (He), Tarax (He)
	rote Pünktchen, und Eichel	Sep (J)
	Warzen, bluten bei Berührung	Cinnab (K), Thuja (K)
Vulva	brennend rote Flecken	Copaiva

Waden	wie kalter Wind herauf	Helon (Vg)
	-krampf vor Regel	Vib (N), Phos (KR)
	rechte, gefühllos mit Krampf	Conv (He)
Wählerisch		Ars (K)
Wahrnehmung	Schmerz langsam	Alum (K), Cocc (K), Mang (K), Plb (K)
Wallung	durch Anstrengung, geistige	Aur (F)
	vom Becken zum Herz	Sep (R)
	Gesicht links	Lac-d (K)
	von Gliedern zum Herz	Sep (R)
	vom Kopf zum Magen	Sang (R)
	durch Widerspruch, geringsten	Ferr (Q)
Wange	brennt links x rechts	Murex
Wärme	oberflächliche und Kälte tiefe bess	Aesc (K)
Warzen	bluten bei geringster Berührung	Thuja (K)
	flache, in der Jugend	Ferrum-picr D 3
	Schleimhautübergänge	Thuja (R)
Waschen	bess	Asarum
Wasser	fließendes, überempfindlich gegen	Lyssa (V)
	am, wohl	Phos
Weinen	über Brustsymptome	Stann (F)
	Freude	Coff (KR), Ign (R), Lach (KR), Lyc (K), Plat (KR),
	über Heiteres x Lachen über Ernstes	Anac (L), Plat (J)

	kann nicht	Gels (KR), Ign (N), Nat-m (KR), Nux-v (J)
	nach Onanie	Puls (G)
	weint nach Samenverlust	Hippomanes
Weingeruch	überempfindlich, sonst Geruch vermindert	Tab (J)
Weißfluß	Beine herunter laufend	Alum (N)
	brennend, stark, Portio Geschwürsneigung	Hydrocotyle (V)
	bei Entspannung stärker	Mag-c (R)
	gußartig, x Rückenschmerz	Eupion (He)
	nach Harnlassen	Am-mur (F)
	aufhörend	Nat-c (F)
	heiß	Borax
	Kind, reichlich und schwächend	Caul (F)
	Löcher in die Wäsche fressend	Jod (N)
	Mädchen, Regel früh und schwach	Lamium album
	schmerzhaft	Caulophyllum
	Würmer	Cina
	nach Neuralgie, dick	Stann (K)
	x psychisch x Kreuzschmerz	Murex
	statt Regel, blutig, schwächt, stinkt	China (R)
	Ruhe schl	Fagopyrum (He)
	schmerzhaft wehenartig	Ratanhia (He)
	vorher, beugen bess	Mag-c (R)
	nach Stuhlgang	Mag-m (M), Zinc (KR)
	unbemerkt	Plat (K)

vor Vollmond schl	Lyc
wie warmes Wasser herunterlaufend	Borax (J)
Weißgrau	kali-m (M)
Weiß nicht, wer er ist	Alum (K)
Wetter naßkalt plötzlich	Dulc (Q)
nur vorher schl	Nat-s (V), Rhod (V)
Wille wie durch fremde Kraft bestimmt	Anac (JG)
zweifach	Anac (KR), Hyos (KR), Lach (F), Naja (KR)
Wirbel Brust-, erster, und letzter Halswirbel druckschmerzhaft	Chin-s (M)
-säule berührungsempfindlich	Tellur
Wundränder Riß-, schwarz	Lach (F)
Würgen nach Verletzungen	Cic (K)
Wut bei hellen Gegenständen	Canth (Q)
durch Schmerz	Ars (Q), Cham (K)
Zählzwang	Syph
Zahnfleisch Bläschen, brennende	Bell (KR), Mag-c (KR), Mez (KR), Sep (J)
blaß, Rand dunkelrot, zurückgezogen	Bar-c (J)
weiß, und Spitzen	Merc (J)
-bluten sauer	Rat (J), Tarax (J)
innen geschwollen	Ambra (KR), Crot (J), Hep (J)
rauh	Nat-c (J)
Kribbeln	Arn (J), Graph (KR), Kali-c (KR), Rhus-t (J), Sec (KR)

Rand rot mit weißen Knötchen	Berb (J)
schmerzhaft, nachts schl	Dolichos (V)
oben wie zerschnitten	Mag-c (J)
Zähne wie Flattern	Syph
Innenseite, blättern ab	Crot-h (He)
bei Kollaps sichtbar	Camph (F)
bei Krämpfen sichtbar	Camph (F)
werden schwarz und bröckeln ab	Kreos (M), Staph (M)
Zahnschmerz kaltes Wasser bess	Clem (D), Coff (D)
bessert nur vorübergehend	Bry (Q), Cham (D)
wenn Hände hineinsteckt	Phos (R)
oben plötzlich beim Zubettgehen	Aranea (He)
Zahnwurzelhautentzündung	Ac-fluor (Q), Merc (D)
schmerzhaft	Mag-c (K)
Zehen -ballen entzündet	Borax
blau	Crat
brennen anfallsweise	Tarax
Gelenke Ekzem, und -spitzen und Fingergelenke und -spitzen	Nat-c (K)
geschwollen	Plb (KR), Sabina (Q)
Krampf Beuger krallenartig	Sec (M), Dios
passiv strecken bess	Sec (M)
Großzehe aufwärts	Apis (Q), Sec (M)
schmerzhaft, Bein hochlegen bess	Gnaphalium
spreizend	Camph (Q), Glon (F), Sec (St)

	-nagel eingewachsen	Kali-m
	Schweregefühl	Agnus castus
zerschlagen	nach Fieber, Genesung schleppend	Ac-lact C 5
Zitronen	verlangt im Fieber	Bell (K)
Zittern	innerlich bei Abortblutung	Caul (N)
	periodisch	Arg-n (F), Merc (KR)
	im Schlaf	Cast (F), Con (KR)
	nach Stillen	Carb-a (F), Olnd (F)
	nach Unfall	Rhus-t (L)
Zucken	plötzlich bei geringster Berührung	Coff (F), Strychn (F)
	Körperhälfte bei Lähmung der andern	Aalserum
Zucker	nach Wirbelsäulenverletzung	Nux-v
Zunge	wie dicker beim Sprechen	Nux-v (J)
	einseitig belegt	Daphne-i (He), Lob (KR), Rhus-t (KR)
	empfindlich wo stückweise abgeschält	Tarax (J)
	Erdbeer-	Ant-t (StS), Arum (K), Bell (K), Fragaria (He), Lach (Q), Tub (StS)
	Furche längs, stechend	Merc (J)
	mitten, tiefe	Merc (Vg)
	rote, Zunge weiß	Verat-v (Vg)
	Haargefühl nur nachts	All-sat (Q)
	wie mit Haut überzogen	Rhus-t (J)
	herausstrecken kann nicht	Plb (R)
	Längsrisse, zwei	Syph

	wie Leder	Ac-mur (M), Acon (KR)
	links Bläschen, Berührung schl	Spart-sc (He)
	geschwollen	Lach (He), Laur (KR), Zinc (KR)
	Lippen und Nase gefühllos	Nat-m (N)
	mehlig	Merc (K)
	Papillen rot	Ptelea
	rechts gefühllos	Nat-m (Q), Nux-v (Q), Primula-v (He)
	rissig sehr stark	Calc-f (Vg)
	roter Punkt, schmerzhaft, Papillen groß	Arg-n (N)
	schwarze Flecke	Bismutum
	-spitze wie rohe Blase	Berb (M)
	rechts Stechen	Prun (J)
	vor- und zurückschnellen wie bei Schlange	Cupr-ac (L), Sulf (L)
	wund, wo rot	Tarax
	wie weich	Daphne-i (KR), Mez (J)
	weiße, mitten rote Furche	Verat-v (Vg)
	an Zähne stößt beim Herausstrecken	Apis (F), Lach (N)
	zeigen schmerzt	Cocc (KR), Kali-bi (L), Phyt (KR)
Zusammenfahren	wenn angefaßt werden soll	Kali-c (K)
Zusammenschnüren	wie eiserne Faust	Cact (V)

QUELLEN UND LITERATUR

B BOERICKE: Homöopathische Mittel und ihre Wirkungen, 1. Auflg. Leer 1972, Verlag Grundlagen und Praxis.

C CLARKE: Dictionary.

D DEWEY, W. A.: Katechismus der reinen Arzneiwirkungslehre, 5. Auflg. Ulm 1958, Karl F. Haug Verlag.

F FARRINGTON, E. A.: Klinische Arzneimittellehre, Leipzig 1913, 2. Auflg. Verlag Dr. W. Schwabe.

G GALLAVARDIN, J. P.: Homöopathische Beeinflussung von Charakter, Trunksucht und Sexualtrieb. Übers. v. H. Triebel. Heidelberg 1980, 5. Auflg. Karl F. Haug Verlag.

Gi GAGLIARDI, G.: Rom: Homöopathische Erfahrungen auf dem Gebiete der Krampfzustände und der Epilepsie. Zeitschrift für klassische Homöopathie, Bd. II, 1958, Heft 2.

H HAHNEMANN, S.: Reine Arzneimittellehre, Bd. I–VI; Leipzig 1830. Heidelberg 1979, 2. Auflg. Karl F. Haug Verlag.

HAHNEMANN, S.: Organon der Heilkunst, 6. Auflg., hrsg. von R. HAEHL, Leipzig 1921. Verlag Dr. W. Schwabe.

He HEINIGKE, C.: Handbuch der homöopathischen Arzneiwirkungslehre, 3. Auflg. Leipzig 1922. Dr. W. Schwabe.

Hr HERING, C.: Kurzgefaßte Arzneimittellehre. Übers. von Gisevius. 1979, Verlag Ulrich Burgdorf.

J JAHR, G. H. G.: Systematisch-alphabetisches Repertorium der homöopathischen Arzneimittellehre, Bd. I und II. Leipzig 1848. Verlag Hermann Bethmann.

JG JAHR, G. H. G.: Allgemeine und spezielle Therapie der Geisteskrankheiten und Seelenstörungen nach homöopathischen Grundsätzen. Leipzig 1855. T. O. Weigel.

K KENT, J. T.: Arzneimittelbilder. Übers. v. E. Heits. Heidelberg 1983, 4. Auflg. Karl F. Haug Verlag.

KR KENT, J. T.: Repertorium der homöopathischen Arzneimittellehre. Übers. v. W. Erbe. Stuttgart-Leipzig 1937. Hippokrates-Verlag.

L BRADFORD, T. L.: Dr. Lippe's charakteristische Symptome. Übers. v. R. Haehl. Heidelberg 1967. Karl F. Haug Verlag.

M MEZGER, J.: Gesichtete homöopathische Arzneimittellehre, Bd. I und II. Heidelberg 1981, 5. Auflg. Karl F. Haug Verlag.

N NASH, E. B.: Leitsymptome in der homöopathischen Therapie, 4. Auflg. Berlin, Verlag Dr. W. Schwabe.

Q Mehrere oder sonstige Quellen, auch Zeitschriften.

R ROYAL, G.: Abriß der homöopathischen Arzneimittellehre. Übers. v. H. Balzli. Regensburg 1926. Verlag J. Sonntag.

ST STAUFFER, K.: Klinische homöopathische Arzneimittellehre. 4. Auflg., bearb. v. M. Schlegel. Regensburg 1955. Verlag J. Sonntag.

StS STAUFFER, K.: Symptomenverzeichnis, 3. Auflg. Regensburg 1951. Verlag J. Sonntag.

Vg VOEGELI, A.: Die rheumatischen Erkrankungen. Heidelberg 1981, 4. Auflg. Karl F. Haug Verlag.

VOEGELI, A.: Heilkunst in neuer Sicht. Heidelberg 1983, 5. Auflg. Karl F. Haug Verlag.

V VOISIN, H.: Materia medica des homöopathischen Praktikers. Übers. v. H. Gerd-Witte. Heidelberg 1969. Karl F. Haug Verlag.

VOISIN, H.: Die vernünftige kritische Anwendung der Homöopathie. Übers. und hrsg. v. F. Stokkebrand. Ulm 1960. Karl F. Haug Verlag.

ZINKE, J.: Kurzgefaßte Einführung in die Denkweise und Praxis der klassischen Homöopathie. Ulm 1962. Karl F. Haug Verlag.